U0270095

口腔住院医师专科技术图解丛书

总主编　樊明文　葛立宏　葛林虎

颌面美容外科操作图解

主　编　朴正国　柳大烈

编　委（以姓氏笔画为序）

　　石安迪（暨南大学口腔医学院）

　　朴正国（广州医科大学口腔医学院）

　　杨子楠（广州医科大学口腔医学院）

　　张君伟（广州医科大学口腔医学院）

　　何锦泉（广州医科大学口腔医学院）

　　柳大烈（南方医科大学珠江医院）

　　南　华（广州美恩美容医院）

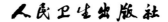

人民卫生出版社

图书在版编目（CIP）数据

颌面美容外科操作图解 / 朴正国，柳大烈主编 . —北京：
人民卫生出版社，2016

（口腔住院医师专科技术图解丛书）

ISBN 978-7-117-21799-6

Ⅰ. ①颌⋯　Ⅱ. ①朴⋯ ②柳⋯　Ⅲ. ①颌面 – 美容术 – 图
解　Ⅳ. ①R622-64

中国版本图书馆 CIP 数据核字（2015）第 312425 号

人卫社官网　www.pmph.com		出版物查询，在线购书
人卫医学网　www.ipmph.com		医学考试辅导，医学数据库服务，医学教育资源，大众健康资讯

版权所有，侵权必究！

口腔住院医师专科技术图解丛书

颌面美容外科操作图解

主　　编：朴正国　柳大烈
出版发行：人民卫生出版社（中继线 010-59780011）
地　　址：北京市朝阳区潘家园南里 19 号
邮　　编：100021
E - mail：pmph @ pmph.com
购书热线：010-59787592　010-59787584　010-65264830
印　　刷：北京汇林印务有限公司
经　　销：新华书店
开　　本：787×1092　1/16　　印张：8
字　　数：189 千字
版　　次：2016 年 2 月第 1 版　2016 年 2 月第 1 版第 1 次印刷
标准书号：ISBN 978-7-117-21799-6/R · 21800
定　　价：68.00 元
打击盗版举报电话：**010-59787491　E-mail：WQ @ pmph.com**
（凡属印装质量问题请与本社市场营销中心联系退换）

口腔住院医师专科技术图解丛书

总 主 编　樊明文（武汉大学口腔医学院）
　　　　　葛立宏（北京大学口腔医学院）
　　　　　葛林虎（广州医科大学口腔医学院）

各分册主编（以姓氏笔画为序）
　　　　　王丽萍（广州医科大学口腔医学院）
　　　　　朴正国（广州医科大学口腔医学院）
　　　　　江千舟（广州医科大学口腔医学院）
　　　　　李成章（武汉大学口腔医学院）
　　　　　杨雪超（广州医科大学口腔医学院）
　　　　　张清彬（广州医科大学口腔医学院）
　　　　　陈建明（广州医科大学口腔医学院）
　　　　　周　刚（武汉大学口腔医学院）
　　　　　郭吕华（广州医科大学口腔医学院）
　　　　　曾素娟（广州医科大学口腔医学院）
　　　　　张　倩（广州医科大学口腔医学院）

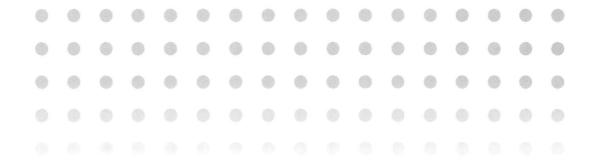

丛书总主编简介

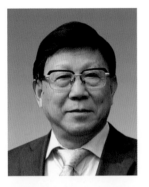

樊明文

武汉大学口腔医学院名誉院长、教授、博导。2013年被台湾中山医学大学授予名誉博士学位。享受国家级政府特殊津贴;国家级有突出贡献专家;国家级教学名师,"中国医师奖"获得者。兼任中华口腔医学会名誉会长、卫生部口腔教材评审委员会顾问、《口腔医学研究杂志》主编等职务。

多年来主要从事龋病、牙髓病的基础和临床研究。共发表论文200余篇,其中SCI收录第一作者或通讯作者论文70篇。2009年获国家科技进步二等奖;主持国家、省、市级科研项目15项,主编专著近20部。培养博士63名,硕士90名,其中指导的两篇博士研究生论文获2005年度全国优秀博士学位论文及2007年度湖北省优秀博士论文。

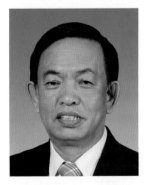

葛立宏

北京大学口腔医学院主任医师、教授、博士研究生导师。中华口腔医学会儿童口腔医学专业委员会前任主任委员,中华口腔医学会镇静镇痛专家组组长,北京市健康教育协会口腔医学专业委员会主任委员,国际儿童牙科学会(IAPD)理事,亚洲儿童口腔医学会(PDAA)理事,亚洲牙齿外伤学会(AADT)副会长。《国际儿童牙科杂志》(JIPD)编委,《美国牙医学会杂志》(中文版)等5本中文杂志编委。国际牙医学院院士,香港牙科学院荣誉院士。

国家级精品课程负责人(儿童口腔医学),国家级临床重点专科"儿童口腔医学"学科带头人,全国统编教材《儿童口腔医学》第4版主编,第2版北京大学长学制教材《儿童口腔医学》主编,北京大学医学部教学名师。近年来在国内外杂志发表学术论文82篇,主编主译著作7部、参编著作8部,主持国家自然科学基金等科研项目13项。指导培养已毕业博士27名,硕士14名。

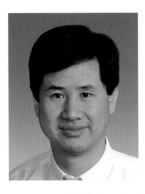

葛林虎

现任广州医科大学附属口腔医院院长。教授，主任医师，博士，硕士研究生导师。兼任广州市3D打印技术产业联盟副理事长、广东省保健协会口腔保健专业委员会第一届名誉主任委员、广东省口腔医师协会第一届理事会副会长、中华医院管理协会理事会理事，广东省口腔医学会第三届理事会理事、广东省医院协会口腔医疗管理分会副主任委员。担任《口腔医学研究》副主编，《中国现代医学杂志》、《中国内镜杂志》、《中国医学工程杂志》副主编；曾获得恩德思医学科学"心胸血管外科专业杰出成就奖"和"内镜微创名医奖"。

丛书总序

广州医科大学口腔医学院是一所年轻的院校。自创办至今,不足十个年头。10年时间,仅仅是人类历史长河中的一瞬,但作为一所新兴院校,却走过了一段艰难的历程。

办院伊始,一群年轻的学者和有识之士,聚集在当时广州医学院口腔医院的大旗下,排除万难,艰苦创业。随后一批批院校毕业生怀着创业的梦想,奔赴广州。此时他们深深感到,要培养出合格的人才,必须要有一批好教师,而要做一名好教师,首先应该做一个好医生。此时他们迫切感受到需要有一套既具体又实用的临床指导丛书,以帮助年轻医生提高临床专业水平。只有让他们首先完善了自我,才能更好地培训下一代青年。

在这种情况下,由院长葛林虎教授倡议,集中该校的精英力量,并学习足球俱乐部经验,适当聘请一些外援,编写一整套临床专业指导丛书,以指导青年医师学习,同时也可供高年级学生和临床研究生参考。

为了编好这套丛书,武汉大学樊明文教授、北京大学葛立宏教授和广州医科大学葛林虎教授共同精心策划,确定了编写一套"口腔住院医师专科技术图解丛书",其内容涉及牙体牙髓科、口腔修复科、口腔外科门诊、口腔黏膜科、牙周科、儿童口腔科、种植科、正畸科等各专业共11本。

全套书的编写要求以实体拍摄照片为主,制图为辅。力争做到每个临床操作步骤清晰,层次清楚,适当给予文字说明,让其具有可读性、可操作性,使读者容易上手。

为了保证图书质量,特邀请武汉大学牙周科李成章教授、黏膜科周刚教授客串编写了丛书中的两本,图文并茂,写作严谨,易懂易学。整套丛书在写作过程中得到了国内外许多同行的支持和帮助。

为了进一步提高图书的质量,以便再版时更正和补充,我们诚恳地希望各位读者、专家提出宝贵意见。

书成之日,再次感谢参加编写该系列丛书的专家和同仁,希望这套丛书对提高大家的临床技术能起到一些辅助作用。

樊明文　葛立宏　葛林虎

2016年1月

前　言

随着人们生活水平的提高,人们开始逐渐重视自己的容貌。但是有相当一部分人盲目地追求外表的美丽,却忽视了功能方面的问题,给生活和工作带来了很多意想不到的问题。其中有一部分原因是医源性的:一部分医师没有受过系统的训练和必要的培训;另一方面是求美者不了解基本的美容知识,随意接受手术,留下终生遗憾。对于术者和受术者都应该对美容手术有一个比较粗浅的了解,使医师了解美容手术的适应证和禁忌证,也让受术者了解自己是否需要接受手术。为了帮助广大的颌面外科及美容医师解决上述问题,尽快提高颌面部美容整形手术的临床诊疗技能,我们希望能够编写出一本集科学性、实用性、指导性为一体的操作技术图谱。

全书共分为十三章,选取的所有病例均来自于广州医科大学口腔医学院口腔颌面外科和美容科、珠江医院整形外科等。为了突出本书的临床实用价值,我们在病种的选取上,尽可能地涵盖口腔颌面外科医师能够开展的颌面部的美容手术,以期为口腔医师提供最基本的借鉴。

本书独特之处在于,我们完全按照平时临床诊疗的全过程进行构建,从适应证、禁忌证到各种手术的流程进行了较详尽的图片说明,通俗易懂。书中详略有秩地介绍了颌面外科美容手术的特点和操作基本原则、颌面部美容手术一般性操作规范、常见颌面部软组织美容手术、颌面部硬组织美容手术局部麻醉。在多项手术操作中介绍了术前准备和术后护理,文字叙述避免刻板、繁琐,力求做到深入浅出、生动具体、言简意赅、表态准确、通俗易懂。图谱由彩笔绘就,立体感强、刚柔并济、真实达观、图解清晰、易于理解。全书融科学性、知识性、趣味性、普及性为一体,可谓雅俗共赏。本书对于致力于美容整形专业的基层医务工作者、在校医学生和初学者来说,是一本有益的教科书。亦可使爱美者和病患者明了美容整形手术过程,术前术后注意事项,减少恐惧心理,增强自信心。在各种手术流程中,用大量的图示展示了手术步骤,并且均附有精致和典型的术前、术后的临床病例图片,使读者能够更为直观地理解美容手术,使得整本书的内容更加形象生动。

由于编者水平有限,本书难免出现遗漏或有失偏颇之处,敬请广大读者给予指正,提出宝贵意见。

望本书能够为致力于颌面部美容和整形方面工作的您提供参考和帮助,希望我们共同努力,不断提高临床诊疗水平,共同为广大患者及追求美者造福!

朴正国　柳大烈

2015 年 4 月

目 录

第二篇 各 论

第一篇　总论

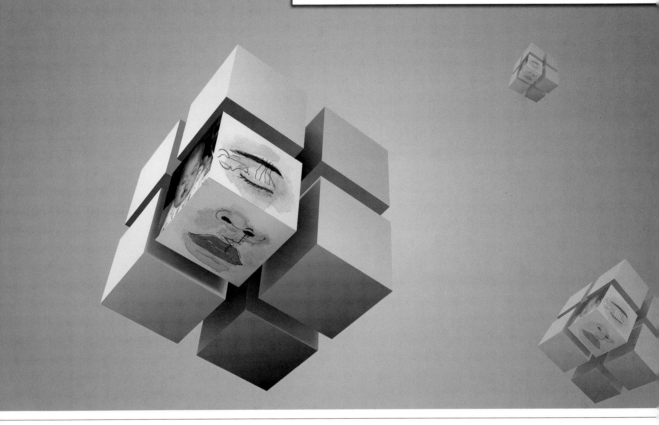

第一章

颌面外科美容手术的特点和操作基本原则

第一节　颌面部美容手术的学科特点

颌面部有眼、耳、鼻、口腔等重要器官,在功能、形态及外观上均具有重要意义。手术时既要注意视、听、嗅、呼吸、咀嚼、吞咽、言语及面部表情等功能,又要不影响颜面美观。

颌面外科美容手术主要是指通过修正面部局部结构来改变脸形,达到美容效果的各种手术,如重睑术、内(外)眦成形术、睑袋去除术、隆鼻术、隆唇术等,以及先天性疾病如唇裂或面横裂等整复术,还包括各种肿瘤切除及外科手术后的缺损组织修复和功能重建等。常用的手术通过口腔、鼻腔、眼睑的内切口来完成。这不仅降低了手术风险,而且容易被受术者接受,手术效果也越来越完美。

微创外科技术是颌面美容整形外科奉行的基本原则,以其损伤小、疗效好的特点深受美容就医者的欢迎。为此本文主要根据国内外的资料,对近年相继提出和在临床上应用较多的微创整形美容外科手术设计及其操作技巧作介绍。

颌面部美容手术的特点在于:

1. 既要重视功能,又要兼顾外形　一定的形态是一定的功能得以行使的保证,而功能的重建也必须有良好的形态,因此,颌面部美容外科手术必须做到功能与形态的统一。

2. 既要遵守规范的操作原则,又要有创造性　颌面部美容外科手术均有一定的基本术式,但由于求医者的个体差异,因此手术设计和操作要因人而异,在充分掌握基本原则的基础上,大胆创新,以选择有针对性的手术最佳方案。

3. 既要着眼局部,又要兼顾全局　多数美容就医者为改善某一器官或局部的不足而就诊,但术者必须有全局观点,综合整治,才能收到和谐美化的效果。

4. 重视手术的计划性　多数患者需要修复的部位多,缺损的范围广泛,因此,术者必须拟定治疗方案,有计划地分期分部位进行手术。

第二节　颌面部美容手术实施的基本原则

一、颌面美容审美原则

在颌面美容外科技术操作中,医学审美不仅仅是一种指导原则,还必须成为一种医疗操作技能,并贯穿于诊疗的全过程。

1. 颌面美容审美是一种对人体美的直觉　面部是人体中完整暴露的部分,也是表情充分表达的区域。它与人的心理素质息息相关,其中包括人格特点、社会心理背景、个人审美观等方面。因此,在美容医学的操作过程中,一定要顾及美容就医者的心理因素,把握审美技能、心理技能与临床技能三者的结合来实施这一重要原则。

2. 不断提高颌面美容审美技能的水准　医学人体美的要则主要有对称、比例(如黄金定律等)、对比、协调、和谐、整体性和多样统一等形式美规律,以及对色彩、亮度、层次和角度的掌握。颌面美容专业技术人员应将上述理论与规律运用于颌面美容医学临床审美的始终,并不断总结提高,才能使自己的医学审美技能日臻完善。

3. 贯彻整体性原则　在整个医疗活动中应遵循整体与局部并重的原则,既重视局部变化,也不可忽视整体的审美和健康。只有遵守了这一原则,才会使手术后的面部均衡,从而达到理想的手术效果。

4. 审美具有极强的社会特性　首先应了解人体审美的社会流行性,如眼形、脸形、眉形、鼻形、唇形等的造型变化,不同职业、不同年龄的差异;不同民族、不同人种的审美也存在着差异性,要把握东方人的社会审美特征。

在所有的美容就医者接诊中,要充分了解每一位患者的美容需求,结合颌面美容审美原则,与就医者共同商讨,达成共识,制订出适合东方人的个性化美容治疗方案。

二、颌面美容医学心理诊断和辅导的原则

人们的美容就医行为在实质上是一种美容医学心理的需求,美容外科技术实施的心理学目标就是力求最大限度地满足美容就医者的审美心理需求。因此在美容外科技术操作的全过程中,美容医学心理诊断和心理辅导必不可少。

美容外科技术操作中进行心理诊断的目的,是切实把握每一位美容就医者的美容医学心理适应证和禁忌证,选择适当的医疗美容技术,对于存在审美偏执或理想化的就医者一定要进行充分的沟通和心理疏导,以预防不必要的美容医疗纠纷发生。

美容外科技术操作中进行心理辅导的基本原则是:舒缓美容就医者的焦虑情绪,纠正其异常审美心理,在充分沟通的基础上,给予积极的心理指导。

颌面美容医疗师必须在实施技术操作之前,必需与就医者充分沟通,进行耐心、细致的心理判断和辅导。

三、美容医学伦理学原则

医疗美容技术操作的主要目的在于满足就医者的审美心理的需要。因此,在医疗美容技术操作的全过程中应遵循以下伦理学原则:

1. 知情同意原则 美容就医者对所实施的医疗美容技术操作方法的优缺点、局限性、并发症等有知情权。美容医师与美容就医者应就此达成共识,双方签订知情同意书(一式两份)。

2. 局部微创原则 在实施医疗美容技术操作的过程中,创伤越小,愈合越快,所形成的瘢痕也越小,应尽量选择损伤小的美容术式,达到创伤最小、美容效果最佳的目的。

3. 整体不伤害原则 任何医疗美容技术操作都不能伤害美容就医者的器官功能和整体健康,更不能危及其生命安全。

4. 尊重和保密原则 医疗美容技术操作者应尊重美容就医者的隐私权和肖像权,例如:在未经美容就医者同意的情况下,不得在非学术性刊物上公布其术前、术后照片等。

对于以下 5 种人群不适合整形美容手术:

1. 精神疾病患者或期望值过高者 有精神疾病史或正在接受精神科治疗的患者不宜实施美容手术;美容手术只能满足部分区域的改善,不可能达到受术者的所有要求,所以对期望值过高的受术者,不做为好。

2. 瘢痕体质者 在以往接受手术或受伤的部位,瘢痕增生明显或具有增生倾向的人,要慎重。

3. 具有重要脏器疾病患者 这类患者手术的耐受性差,术中或术后容易出现出血不止或加重其疾病的危险性。

4. 感染性疾病患者 由于存在脓毒血症或菌血症的原因可能会引起手术部位的感染,影响手术效果。

5. 过敏体质者 这类患者可能对麻醉药、生物材料产生过敏反应,一定要慎重选择。

第三节　颌面部美容手术实施效果评价的基本原则

美容整形手术效果的评价以手术区外形在静态或动态下是否美观为标准,受术者及周围人群的审美观影响较大。

虽然颌面美容手术是目前改脸型最直接有效的方法,但也并非手术后即刻起效。术后必然需要一定的恢复期。随着肿胀的消退,手术效果才会逐渐显现出来。

颌面美容医学的临床技术实施更具有社会心理效应。其治疗目的是在保证人体健康与正常功能的前提下,努力使所治疗部位的缺陷得以修复和美化,更符合人体形式美的要则和美学参数的近似值,并产生积极的社会心理效应。在临床上,一般可据此目的来明确疗效评价的基本要求和主要内容,遵循循证医学的基本原则,并明确主次,使之具有可操作性。

一、疗效评价的主要内容

1. 保证健康 鉴于颌面美容医学的临床技术操作是一类具有创伤性或侵入性的医学技术，是为了人体审美的目的而实施的一种对人体不可避免的局部伤害，这种伤害有可能诱发人体的某些潜在性疾病的发作。因此，保证人体健康是医学美容技术操作的基本点。

2. 功能正常 颌面美容医学实施中的任何技术操作，都不能以牺牲人体的生理功能为代价而片面地追求美容的效果。

3. 美学效果 美容外科技术操作应使缺陷得到一定修复，外貌得到不同程度的美化和年轻。

4. 心理效果 心理效果与美学效果相辅相成。良好的美学效果可带来积极的社会心理效果。凡经美容医学的临床技术实施后获得了满足感，增加了自信心，增进了身心健康，就是一次成功的医疗美容技术操作。

5. 社会效果 凡得到周围人群的认可与赞许，美容就医者的社会适应能力得到一定程度的提高，就意味着达到了颌面美容外科技术实施的社会效果。但是，有时可能由于美容就医者的人格异常、审美观异常或其他原因，而导致社会、婚姻或其他人际关系的紧张等后果；有时尽管颌面美容技术操作达到了良好的美学效果，也难以达到积极的社会效果。

二、疗效评价的基本原则和要求

1. 疗效评价应以健康、功能与美学效果为依据，社会心理效果仅作参考。

2. 根据健康、功能、美学三个方面进行评价。一般可将美容外科技术操作的效果分显效、有效、无效三个定性等级，若有争议，以专家评价为准。

3. 在心理、社会两方面，若美容就医者具有人格、审美和社会目标等情况异常，不能受其周围人群非议和新闻媒体宣传的干扰，而应以美容心理医师的判断为依据。

4. 凡美容外科技术实施后仍处于恢复期者，暂不进行疗效评价。对植入填充材料效果有异议者，应根据国家主管部门的有关文件的原则和要求加以评价。

（朴正国）

参考文献

1. 董昌林,方彰林.美容整形外科彩色图谱.北京:北京出版社,1992.

2. 鲁开化.常用美容手术及并发症修复.上海:第二军医大学出版社,2005.

3. 陈文奇.微创技术在整形美容外科的应用.中华医学美学美容杂志,2006;12(1):60-62.

第二章
颌面部美容手术一般性操作规范

第一节　颌面部美容手术适应证、禁忌证

一、适应证

1. 容貌有畸形、缺陷、老化及瑕疵者,并有强烈的修复、改善及美化愿望者。
2. 求美者的解剖、生理功能正常,通过美容外科手术,能达到改善、美化要求,并能最大限度地接近人体理想的美学参数。
3. 美容就医者精神心理状态正常。
4. 美容就医者无全身器质性疾病,受术区无感染灶。

二、禁忌证

1. 有严重糖尿病或心、肺疾病及严重高血压者。
2. 血液疾病或凝血机制异常者。
3. 月经期或妊娠期的妇女。
4. 精神病患者或各种心理障碍者。
5. 要求手术部位不清或要求过高者。
6. 经手术难以达到美容目的者。

第二节　颌面部美容手术操作原则及基本技术

一、总则

（一）无菌操作技术

与一般外科手术基本原则相同,在颌面部美容手术过程中,无菌操作是一项必须严格执行的原则,任何感染都会直接影响手术效果,故而整形手术中应严格无菌操作。

（二）无创技术

1. 无创技术要求手术者在操作过程中要将组织损伤降到最低,在稳、准、轻、细的基础上还要加快速度,缩短手术时间,缩短手术野在空气中暴露的时间。对暴露的创面和分离的组织要随时用湿盐水纱布覆盖起来。

2. 手术刀、剪、缝针等必须锋利精巧,不同部位要采用不同的缝针。

3. 手术者要养成爱护组织的观念,任何软组织、血管、神经等都是活体组织。

二、手术区域准备与消毒铺巾

（一）手术区域准备

1. 发际内切口的手术　术前 3 天,每天用 1/1000 苯扎溴铵(新洁尔灭)溶液洗头,术前 1 天剃去切口两侧 2~3cm 宽的头发,其余头发扎小辫。

2. 眼部手术　术前 2~3 天,每天用生理盐水冲洗结膜腔,或滴氯霉素眼药水,每天 3 次。但无须剃去眉毛和剪除睫毛。

3. 鼻部手术　术前 2~3 天,用抗生素滴鼻液滴鼻,术前 1 天剃须,必要时剪除鼻毛。

4. 口腔手术　术前 2~3 天,用复方硼砂溶液漱口,术前应漱口刷牙。

（二）术区消毒范围

1. 除皱术　全部头发,包括前额、两鬓及颈后皮肤。

2. 鼻部　全面部皮肤及鼻前庭。

3. 口唇部　面部、唇部、口内及上胸部。

4. 其他　按相关专业技术操作规程施行。

5. 颈部　由下唇至乳房乳头部,两侧至斜方肌前缘,或全颈部和胸背上部。

（三）铺无菌布、单注意事项

1. 无菌布、单不可与周围的人或物品接触。巾、单的下界要遮至手术者的腰平面以下,如污染即需更换。

2. 先定好切口部位再铺单。先铺相对有菌区,后对侧;先铺外侧后铺内侧。铺单后,只允许将单子自手术区向周围稍移动,不允许自周围向手术区移动,以免污染手术区。

3. 尽量应用稍大的单子,减少铺单数目。小单子要重叠盖好,以免散开,导致污染。

4. 切口四周至少有四层巾、单遮盖。术中一经浸湿,即失去无菌隔离作用,应重新加盖无菌巾、单。

三、切口

颌面部是一个人外貌最重要的部分,颌面部美容手术要求瘢痕细小、隐蔽、不影响功能。因此,在设计切口时应特别注意以下几项因素。

（一）皮纹与皱褶线

Langer 于 1896 年在尸体解剖的过程中发现了著名的朗氏线(Langer's line)(图 2-1)。

1941 年 Cox 用同样的方法研究皮纹,他发现皮肤的分裂线在各个不同部位或不同形体有差异,这是由于皮肤本身的原因而改变方向,与其下部的肌肉无关。终于,Holmstrand 在 1961 年用 X 线绕射法与显微放射照相技术显示,大多数胶原纤维平行于皮肤皱褶线,确立了一般手术切口应该按照皮肤皱褶线进行的原则。

(二) 切口方向

面部褶皱线又名表情线,常与年龄有关。切口应与褶皱线一致,或顺着表情线切口,效果较好。如必须横过褶皱线,则应改变方向,使其呈 S 形或锯齿形。

在颜面部手术时应注意切口与褶皱线相平行。皮肤褶皱线见图 2-2。

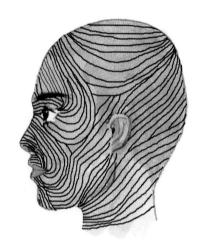

图 2-1　朗氏线

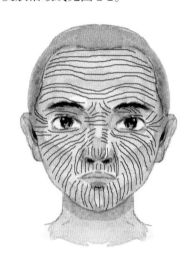

图 2-2　皮肤褶皱线

在分离皮下组织时,注意勿伤皮下组织中的神经、血管。

切开时刀片与皮肤垂直,这样愈合后能够形成细微而平坦的线形瘢痕,如图 2-3 所示。而如果刀片与皮肤不垂直,切口斜行,皮肤对位后将形成一隆起或阶梯状瘢痕,如图 2-4 所示。

从切口开始到终止,刀口必须在同一深度切透全层皮肤。切开以前要进行切口长度、深度的设计,切开时应果断迅速,一气呵成,最好不要中途停止,更不能作来回拉锯式的切割。

(三) 剥离

整形手术对剥离要求较高,应以锐性和较小创伤进行。剥离时应注意创伤平面,做锐性剥离

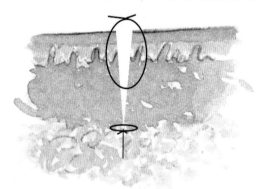

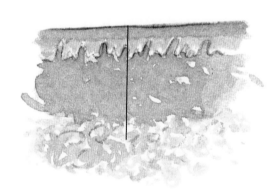

图 2-3　正确的切缘

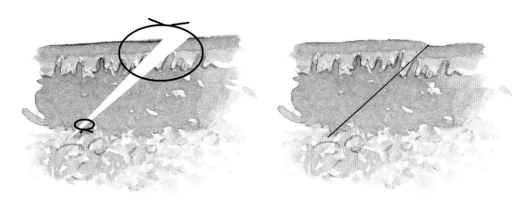

图 2-4　不正确的切缘

用刀刃,也可用刀片垂直平推,根据情况反复、交替进行。皮下组织较疏松部位,应用手术刀柄或手指进行钝性剥离。

四、缝合

整形外科要求创口有良好的对位,结扎松紧适度,必要时分层缝合。在缝针缝线的使用上,尽可能应用细针细线。颌面部要选用细三角针,组织皮肤张力较大时要选用细圆针,并应使用5-0或6-0的丝线。

下面简单介绍一些颌面部美容中常用的缝合技术:

(一)间断缝合法

即每缝一针即打成一结,互不相连,美容整形外科缝合皮肤,应在靠近切口边缘2~3mm处进行,每一针的间距应比较接近,使缝合的创口紧密、平整,以利于伤口愈合,减少瘢痕。操作时,缝针穿透全层皮肤后,稍斜向组织内,缝线圈在深部组织形成一个较突出的环,使创缘外翻,然后缝合。这样可以消灭死腔,使创口愈合平坦,不出现凸起或凹陷(图2-5)。如果一侧创缘皮肤较薄,皮下组织疏松,另一侧皮肤较厚,皮下组织致密,如眼睑与颧部、颈部与颌面皮肤等,操作时缝针斜向外下,多吃进较薄侧组织,然后平行进针,根据具体情况,稍靠上出针。结扎不宜过紧,以免较薄侧皮肤内卷(图2-6)。

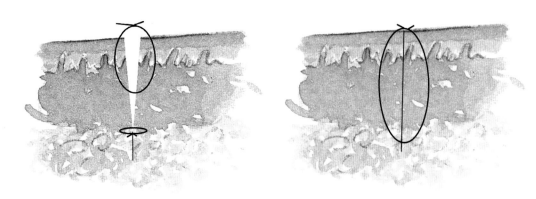

图 2-5　正确的缝合方法

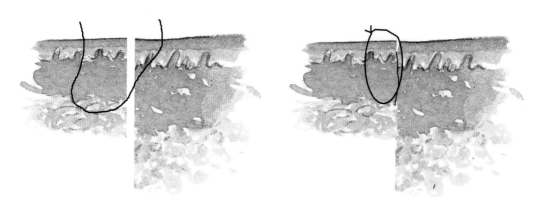

图 2-6 不正确的缝合方法

1. 皮内缝合法 对于较深的组织切口,需行两层或多层缝合。用细针线在真皮底层间断缝合,需将线头向下,以免结扎线头靠近皮面被排出。皮内缝合后,再做皮肤表层间断缝合(图 2-7)。如果没有穿透全层组织进行皮内缝合,很可能会遗留死腔,导致分泌物或淤血块淤积,容易发生血肿机化或创口感染,影响愈合。范围较大的创面还需放置引流条。

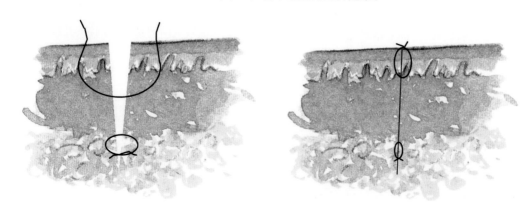

图 2-7 真皮底层间断缝合

2. 褥式缝合法 在美容外科中常用的有水平和垂直缝合法两种。这两种缝合方法均可使创口边缘外翻,对位良好,多用于创缘容易内卷的创口,一般可与间断缝合间隔应用。这两种缝合的具体方式如图 2-8 所示。

（二）连续缝合法

1. 直接连续缝合法 操作时一边对合,一边缝合,并随时拉紧缝线。常用于结膜和口腔黏膜的缝合。

2. 皮内连续缝合法 先从一侧真皮深层向其表浅部穿出,再由对侧真皮浅层向深层穿出,然后打结。用于顺皮纹而张力较低的创口。优势是皮肤无针孔,术后瘢痕少。在真皮底层进行缝合,可使创缘更加紧密地对合。

3. 连续毡边缝合法 用一根丝线连续缝合,仅在开始和终止时打结,常应用于缝合游离皮片(图 2-9)。

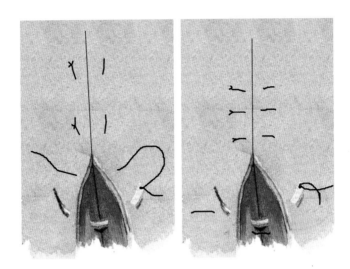

图 2-8　褥式缝合法

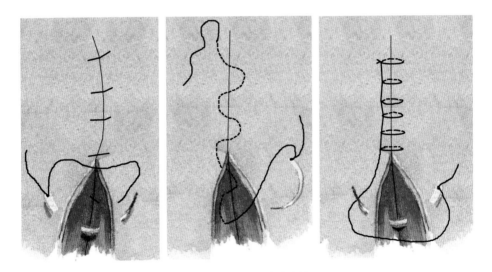

图 2-9　连续毡边缝合法

(三) 三角形尖端缝合法

在缝合角度尖锐的三角瓣尖端,将尖端下方两侧皮肤边缘做一般皮肤缝合后,再将皮肤缝合线同时穿过三角尖端的皮下组织,松紧适度结扎。这种缝合使尖端部分能更紧密地贴合在一起(图 2-10)。

五、拆线

颜面缝线 4~5 天即可拆线,而黏膜缝线一般 5~7 天拆除。

11

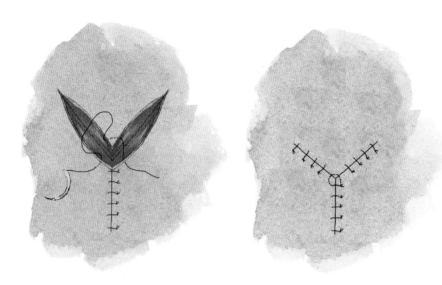

图 2-10　三角形尖端缝合法

（张君伟　何锦泉　插图：石安迪）

参考文献

1. 万前程.口腔颌面外科学.第 2 版.北京:人民卫生出版社,2009.
2. 毛天球.颌面外科手术与技巧.北京:人民军医出版社,2005.

第三章
颌面部美容手术常用组织代用品植入技术操作

人工组织代用品是美容外科的主要填充材料,在某些情况下代替人体组织移植物。其特点是对人体损伤明显减轻;缺点是其仍为异物,有感染和排出的危险等。本节将就颌面部美容手术常用组织代用品及其植入技术做一简介。

第一节　医用人工植入材料

一、人工植入材料应具备的条件

1. 生理性能好　植入组织后对人体无毒,不引起炎症反应、过敏反应、异物反应,不会被排斥,无致癌性。

2. 物理性能好　有一定的强度和弹性,能耐受一定的拉力和压力,体积稳定不发生变质变形,不被吸收。

3. 生物性能好　能长期处在组织内,不会老化。

4. 易于加工造型,易于灭菌消毒,经灭菌消毒后不会发生变性。

5. 材料来源广,使用方便,价格低。

当然,尚无一种理想植入材料能满足以上所有的要求,目前常用的材料一般只能具备上述一种或几种特性。

二、人工植入材料的适应证

应用人工植入材料,不需要自体组织移植手术,可以减轻患者恐惧感和痛苦,减少创伤,缩短手术时间,且不受取材限制,使一些手术变得容易。常见的适应证如下:

1. 充填体表的软组织凹陷畸形,如颞、颏、鼻、额部的凹陷畸形。

2. 作为体表组织器官修复的支架,如耳廓再造术或鞍鼻畸形手术所需的支架。

3. 作为器官的扩大或再造,如乳房再造。

4. 用于体壁缺损的闭合,如颅骨缺损。

5. 用于血管损伤、断裂的修复,如大、中血管的修复。

6. 用于置换功能丧失的关节,如安装人工股骨头。

三、人工植入材料的禁忌证

1. 受区局部有感染灶者,如隆鼻前发现鼻部皮肤有毛囊炎。

2. 受区局部瘢痕组织过多者,如在严重烧伤瘢痕处。

3. 局部曾经接受多次放射治疗者,如鼻咽癌放疗后患者。

4. 全身情况差者,如有严重心肺疾病、糖尿病等。

四、植入人工材料的注意事项

1. 选材要适当 应选用与修复组织软硬度相近似的材料;应根据修复组织的形态,精雕细刻使材料成形,既不可过大,也不可过小。

2. 切口要尽量隐蔽 或选在发际内,或选在轮廓线处,或选在原有瘢痕处。当以上部位均不适合时,也应按皮纹方向切开,以使术后瘢痕不显。

3. 植入材料要干净 植入人工材料时,不可将滑石粉、纱、线、布丝等异物一起植入,应尽可能用无菌血管钳送入。

4. 植入深度要合适 植入深度应尽量深一些,以免露出轮廓、植入不牢和引起反应。如乳房假体最好植入在胸大肌下面,固体硅胶隆鼻应紧贴骨膜等。

第二节 颌面部常用人工植入材料

一、医用硅橡胶

医用硅橡胶是美容外科应用最广的组织替代品,目前常用的是固体硅橡胶。它是一种有机硅化合物聚合体,一般使用如下:

(一)固体硅胶隆鼻

根据鞍鼻的程度选择硅胶模型:仅有鼻根部塌陷者,填"柳叶形"硅胶;包括鼻尖部也低者,填"L"形硅胶。

(二)固体硅胶矫正鼻部畸形

根据鼻部畸形的情况植入不同形状的硅胶模型。如唇裂术后的一侧鼻翼低垂偏斜者,可充填特制形状的模型加以纠正。

(三)硅胶代替软骨作支架用于耳再造

固体硅胶作支架用于外耳再造术虽可获得成功,但由于耳廓处自体包裹组织薄弱,据国内外报道外露率较高(国内报道可达 47.22%)。

(四)固体硅胶用于额部凹陷的充填

根据额颞部凹陷的程度,事先制作好模型,其周边应尽量薄,以使充填后外形美观。

（五）用于眼窝及上睑内陷畸形的充填

外伤或肿物摘除眼球后常遗留眼窝及上睑内陷畸形。

（六）丰下颌术

天生下颌过短者或因外伤等原因导致下颌后缩畸形者,可以按畸形情况选择适当的硅胶模型充填下颌。

（七）下颌两侧不对称畸形的矫正

下颌两侧不对称者,均可按畸形修复需要制作模型。

二、聚四氟乙烯

一般使用的是膨体聚四氟乙烯(e-PTFE),它具有以下特性:理化性质稳定;中空结构(由结合纤维组成);有利于细胞、组织向其内生长,融合为一体;极佳的生物相容性。国外报道临床应用超过 500 万例,无 1 例排斥;低感染率,该材料能有效控制感染扩散;可塑性强,能任意切割及叠加。一般来讲,该种材料适用于以下情况:

1. 非加强型材料　面部软组织充填。

2. 加强型材料　额部凹陷及眶修复。

3. 成形材料　隆鼻、隆额、隆颏。

4. 除皱材料　除鼻唇沟、眉间皱等。

5. 悬吊材料　治疗面瘫、上睑下垂等。

e-PTFE 应植入到真皮下适当的深度,以足够的组织覆盖此材料以利正常愈合。材料不能植入到真皮层,否则易诱发并发症,例如:瘘管形成、感染、挤出和硬化等。

三、医用美容胶原注射剂

医用美容胶原注射剂注入皮肤后,支撑起凹陷。经数次加强注射后,可以达到除皱、填充凹陷的目的。

该注射剂适用于矫正皱纹、痤疮后遗的凹陷性瘢痕等小型皮肤缺损,也适合于进行隆鼻、隆下颌、丰唇等美容术。

医用美容胶原注射剂为胶原蛋白,有良好的组织相容性,不引起免疫反应。该产品有可吸收性,是一种安全有效的人工植入物。

禁忌证:自身免疫病者(如胶原病、红斑狼疮等),对利多卡因、青霉素、橡胶、花粉等过敏者,有荨麻疹、湿疹、银屑病等皮肤病者,孕妇、未成年人及患有严重疾病和正在使用免疫抑制剂者禁用。

医用美容胶原注射剂的一般使用方法如下:

1. 注射前准备　必须提前 2 小时将注射剂从冷室中取出,使之充分恢复至室温。这样做的目的是减少推注时的压力。胶原注射剂在 2~10℃时,黏滞性高,注射时难以推动。恢复到室温后,黏滞性下降,易于推注。

2. 进针　由于一般皱纹都有一定长度,所以必须多次进针,然后边推针前行边向皮内推注胶原,例如额纹:可分 3 次进针,进针点为①②③点(图 3-1)。

3. 注射部位　注射最佳部位为真皮乳突层。过深矫形效果不明显,且易吸收;过浅则易造成表浅出血,注射部位有淤血痕迹。

4. 回抽　切忌将胶原注射进入血管内,堵塞血管造成凝血和组织坏死。注射部位越深越要注意。

四、人造真皮——脱细胞异体真皮

人造真皮是用于烧伤、整形外科手术的一种新型的组织工程学材料。人造真皮可与宿主细胞生长为一体,取代和填补真皮组织。具有创面挛缩小、瘢痕轻、无排斥反应的优点,其外观及功能近似自体中厚皮片移植效果。

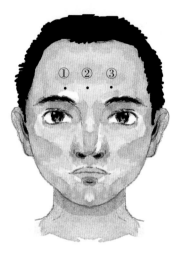

图 3-1　额头皱纹注射

五、透明质酸钠（玻尿酸）

透明质酸是一种高分子多聚糖,它广泛地分布于哺乳动物和人体内,如眼玻璃体、房水、滑膜液、脐带和皮肤等结缔组织的细胞外基质中。在健康成年人,血液中的透明质酸钠含量为 $10\sim100mg/L$,血清中透明质酸钠浓度通常低于 $100mg/L$,平均为 $30\sim44mg/L$,并有随年龄增加而上升的趋势。

透明质酸钠作为一种人体注射充填物,由于其安全有效可吸收的特性,越来越多地应用于以下一些美容领域:

（一）除皱纹

年龄的增长、抽烟、睡觉时等的挤压以及重力的牵引,都会造成真皮的胶原蛋白和弹性纤维减少,引起皮肤松弛,造成面部的皱纹,通过注射玻尿酸可以有效地解决多种皱纹。

（二）丰唇

一般说来,人的嘴唇会随着年龄的增长而萎缩,出现皱纹,嘴角也会因老化而出现下垂的现象,玻尿酸填充丰唇获得了一定的好评。

（三）填充脸部

人的老化会造成皮下组织分布的改变,颞部、脸颊、眼眶和嘴唇周围均会凹陷,还会出现法令纹,玻尿酸用于面部填充包括法令纹均受到欢迎,效果也比较好。

（四）隆鼻

玻尿酸注射用于隆鼻,成形快,无需开刀,无痛苦。

（五）填充凹痕

玻尿酸还可用于填充一些痘疤的坑洞、外伤、手术造成的瘢痕,以及先天缺损的不对称等。

（六）丰额头

玻尿酸注入额头,会与体内原有的透明质酸融合,皮肤会膨胀、额头隆起,安全性极高,效果非常显著。

（杨子楠　何锦泉　插图:石安迪）

参考文献

1. 马也璞,刘江川,李东正.A 型肉毒毒素与玻尿酸在眉间纹治疗中的效果比较.医学美学美容,2015;2:48.

2. 张陈文.探讨玻尿酸注射美容的并发症及防范措施.医学美学美容,2014;5:52.

3. 刘淑梅.浅谈硅胶假体隆鼻联合自体耳廓软骨充填鼻尖降低隆鼻术并发症的有效性.中国医疗美容, 2014;6:12.

4. 李俊,杨涛,周蓓,等.膨体聚四氟乙烯与固体硅胶隆鼻术后肿胀的临床分析比较.中国美容医学,2014; 10:801-804.

5. 王俊华.硅胶假体隆鼻联合自体耳廓软骨充填鼻尖预防隆鼻术并发症的效果研究.中外医学研究,2014; 35:25-26.

6. 王辉.隆鼻术中硅胶假体雕刻技巧的探讨.医学美学美容,2014;8:479.

第四章
颌面部美容手术临床审美操作

第一节 容 貌 美

五官和面部皮肤,决定着人的容貌美,在人体美中起到了关键性的作用。人的容貌是最佳的信息交流器官,在人际交往中往往给人第一印象,占有重要地位。容貌美是人体美的精华所在。

容貌具有构成形式美的基本要素,即线、形、色;它还具备形式美的基本法则,即对称、比例适中及和谐统一等。下面从几个方面简述容貌美。

一、容貌的曲线美

人的容貌是由各种不同弧度的曲线组成的。如弯弯的眉毛;上下眼缘的弧形线;耳朵的半月形轮廓线;口唇部的双弓形曲线;以及额、颧、颌部各种优美柔和的线条构成的容貌外形。容貌的侧面从头额到下颌是由四个 S 形的曲线组成的。这些曲线蕴涵着曲线美的魅力。

二、容貌的比例美

人的面部具有最佳的比例。这些比例体现在局部和整体、局部和局部之间的关系上。

容貌美应符合人体的黄金分割比例关系,所谓黄金分割是指一条线段上短段与长段之比值为 0.618 或近似值。颌面部黄金分割点简述如下(图 4-1):

眉间(3):前发际至颏底连线,上 1/3 与下 2/3 之黄金分割点。

眉峰点(1,2):为双眉外 1/3 与内 2/3 之黄金分割点。

鼻根点:鼻根中线与睑板软骨上缘连线的交点。

鼻下点(4):前发际至颏底连线,下 1/3 与上 2/3 之分割点。

唇珠:鼻底至颏底连线,上 1/3 与下 2/3 之分割点。

颏唇沟正中点(6):鼻底至颏底连线,下 1/3 与下 2/3 之黄金分割点。

口角(7,8):正面观,口裂水平线左(右)侧 1/3 与对侧 2/3 之黄金分割点。

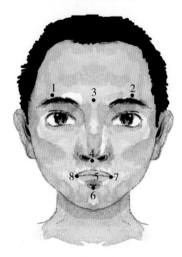

图 4-1 颌面部黄金分割点

2. 最小额宽　即左、右侧额颞点之间的直线距离。

3. 耳屏间距　即左、右两耳屏点之间的直线距离（图4-4）。

4. 外耳间距离　即左、右外耳向外最突出点之间的直线距离。

5. 乳突间距　即左、右乳突点之间的距离。

6. 面宽度　即左、右颧点之间的直线距离（图4-5）。

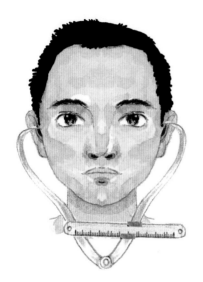

图4-4　耳屏间距的测量

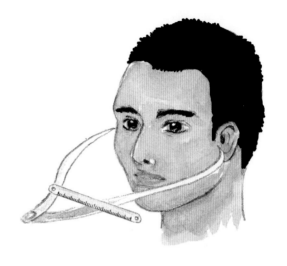

图4-5　面宽度的测量

7. 下颌角间距　即左、右下颌角点之间的距离（图4-6）。

8. 两眼内宽　即左、右眼内角点之间的直线距离（图4-7）。

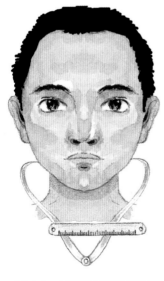

图4-6　下颌角间距的测量

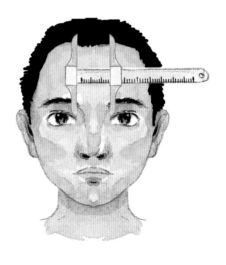

图4-7　两眼内宽的测量

9. 两眼外宽　即左、右两眼外角点之间的直线距离(图 4-8)。

10. 眼裂宽度　即同侧眼外角点与内角点之间的直线距离。

11. 容貌耳宽度　即同侧耳前点至耳后点之间的直线距离。

12. 形态耳宽　即耳上基点至耳下基点之间的直线距离。

13. 鼻宽度　即左、右鼻翼点之间的距离(图 4-9)。

14. 口裂宽度　即左、右口角点之间的直线距离(图 4-10)。

15. 瞳孔间距　即左、右眼瞳孔之间的直线距离。

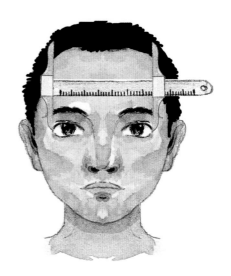

图 4-8　两眼外宽的测量

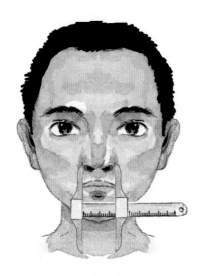

图 4-9　鼻宽度的测量

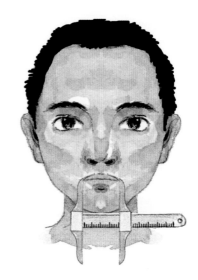

图 4-10　口裂宽度的测量

三、高度的测量

1. 头耳高度　即头部固定于眼耳平面时,自头顶点至耳屏点之间的投影距离(图 4-11)。

2. 容貌面高Ⅰ　即从发缘点至颏下点之间的直线距离(头发生长异常或秃发者不能测量)。

3. 容貌面高Ⅱ　即眉间点至颏下点的直线距离。

4. 形态面高　即鼻根点至颏下点之间的直线距离(图 4-12)。

5. 形态上面高　即从鼻根点至龈点之间的直线距离。

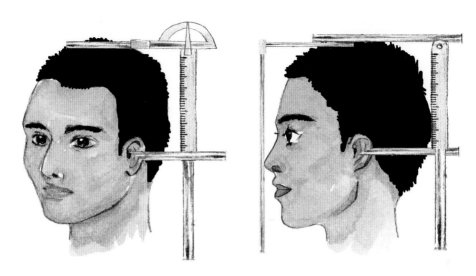

图 4-11　头耳高度的测量

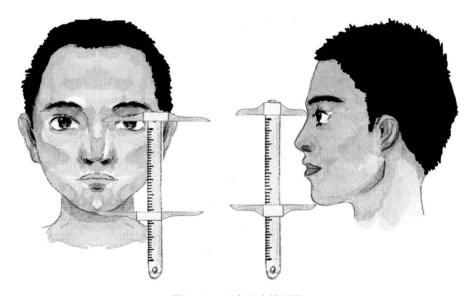

图 4-12　形态面高的测量

6. 鼻高度　即从鼻根点至鼻下点的直线距离 (图 4-13)。

7. 鼻长度　即自鼻根点至鼻尖点的直线距离。

8. 鼻深　即自鼻下点至鼻尖点的投影距离。

9. 唇高度　即上唇中点至下唇中点的直线距离 (图 4-14)。

10. 全上唇高度　即鼻下点至口裂点之间的直线距离。

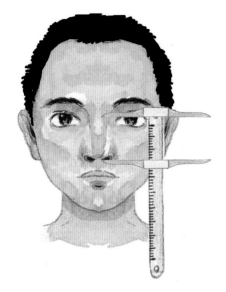

图 4-13 鼻高度的测量

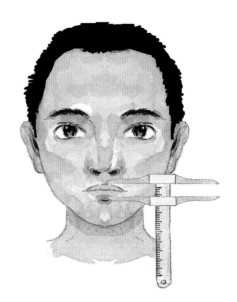

图 4-14 唇高度的测量

11. 全下唇高度　即口裂点至颏上点之间的直线距离。

12. 颏高度　即口裂点至颏下点之间的直线距离。

13. 容貌耳长　即耳上点至耳下点之间的直线距离（图 4-15）。

14. 形态耳长　即耳结节点至耳屏上方前切迹凹陷部最深点之间的直线距离。

四、角度的测量

1. 侧面角　即鼻根点至龈点的连线与眼耳平面相交的角。

2. 睑裂角　即由上下眼睑在内外眦部形成的角。

3. 耳轴头角　即耳的长轴和头部的垂直轴之间的角。

4. 耳廓头角　即耳廓与头颅侧面的角。

5. 耳甲头角　即耳甲与头颅侧面的角。

6. 鼻面角　即前额至切牙线与前额至鼻背线的角。

7. 鼻唇角　即鼻小柱前端至鼻底与鼻底至上红唇间的角。

8. 鼻额角　即鼻背与眉间所形成的角。

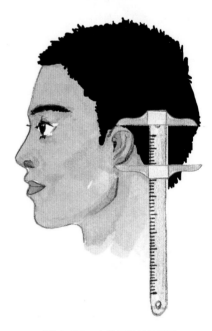

图 4-15 容貌耳长的测量

第三节 颌面部的美学观察

所谓颌面部的美学观察,就是在颌面部的测量和美学分析的基础上,对人体的容貌作出的评价。当然,在实际工作中要对容貌作出美的评价并不容易,在更多的时候,往往是不能得出结论的;或者是由就诊者自己进行选择。

一、头型与面型

(一) 头型

用形态观察方法可以把头型分为7种,即球形、椭圆形、卵圆形、楔形、五角形、菱形、盾形。也可用头部指数分型法,根据头最大长度和最大宽度所构成的头部指数进行数值型的分型。目前,国际上经常采用的有:马丁分型法和斯蒂华脱分型法。前者是根据头部指数,将头型分为长头型、中头型、圆头型和超圆头型四种,后者与前者的差别是多列了一个超长头型。

(二) 面型

面型的分类也可分为形态观察法和指数分型法两种。波契(Pöch)根据形态观察提出了10种面型,即椭圆形、卵圆形、倒卵圆形、圆形、方形、长方形、菱形、梯形、倒梯形、五角形(图4-16)。

上述各类面型的出现百分率在性别、地域、族群间都有差异。美容整形外科可以采用截骨整形术改变原有的面型。

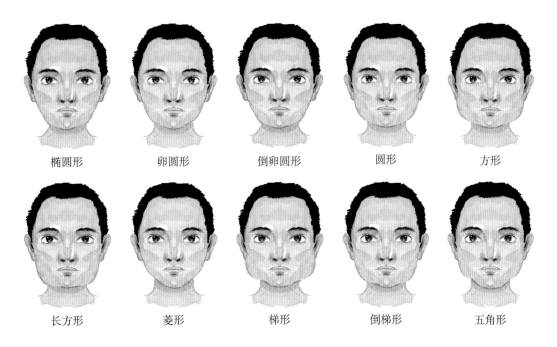

椭圆形　　卵圆形　　倒卵圆形　　圆形　　方形

长方形　　菱形　　梯形　　倒梯形　　五角形

图 4-16　面型的分类

指数方法是采用形态面高和面宽两种测量值,组成形态面指数,可根据指数的大小把面型分为超阔面型、阔面型、中面型、狭面型和超狭面型 5 种。

二、面部器官的美学观察

（一）眼睛

眼睛一向被人们视为"心灵之窗",这说明人眼睛的微妙变化可以表现人的各种情感。也说明人们从美的角度给眼睛以足够的重视。与下睑相比,上睑的变化较大,在很大程度上它决定着眼部外形的整个特点,其中比较重要的变化有以下几点。

1. 上眼睑皱褶　上眼睑皱褶可分为四个等级（图 4-17）。

0 级:无皱褶;

Ⅰ级:皱褶距睫毛 2mm 以上;

Ⅱ级:皱褶距睫毛 1~2mm;

Ⅲ级:皱褶达睫毛处,甚至超过睫毛。

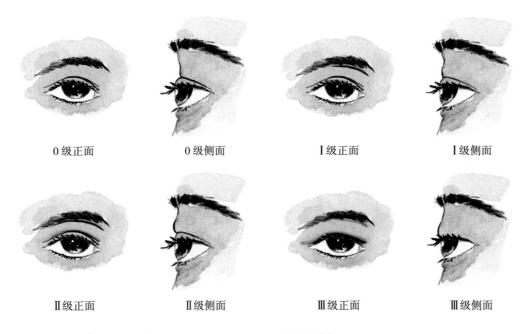

| 0 级正面 | 0 级侧面 | Ⅰ级正面 | Ⅰ级侧面 |

| Ⅱ级正面 | Ⅱ级侧面 | Ⅲ级正面 | Ⅲ级侧面 |

图 4-17　上眼睑皱褶分级

2. 内眦皱襞　内眦皱襞是上眼睑褶皱向内眼角延续而形成的皮肤皱襞,根据其覆盖泪阜的程度可分为四个等级。

0 级:无内眦皱襞;

Ⅰ 级:皱襞稍覆盖泪阜;

Ⅱ级:皱襞约覆盖泪阜的 1/2;

Ⅲ级:泪阜几乎全被覆盖。

3. 眼裂高度　眼裂高度指被测者直视正前方时,上下眼睑之间的最大距离,一般可分为三型。

细窄型:眼裂高度在 5mm 以下;

中等型:眼裂高度在 5~10mm;

高宽型:眼裂高度在 10mm 以上。

4. 眼裂倾斜度　眼裂倾斜度是指内眼角、外眼角位置的高低,一般分为三种类型(图 4-18)。

水平型:内外眼角基本位于同一水平线上;

内高外低型:内眼角高于外眼角;

外高内低型:外眼角高于内眼角。

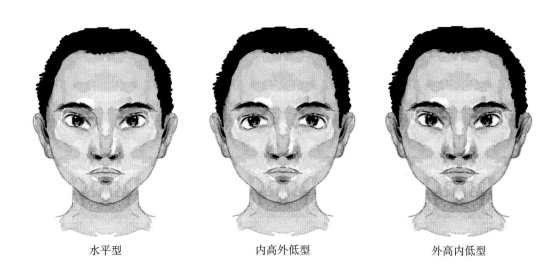

　　　水平型　　　　　　　　　　内高外低型　　　　　　　　　外高内低型

图 4-18　眼裂倾斜度

一般认为,较理想的眼睛是两眼内眦的间距为两眼外眦间距的 1/3 或相当于一只眼的长度。内眦距离为 30~36mm,两眼外眦间距为 90~100mm,两外眼角与颜面侧缘间的距离为 19~24mm,上眼缘与眉毛距离约为 10mm,眼裂高度为 10~12.5mm,眼裂宽度为 30~34mm,角膜露出率为 50%~80%,内眦眼裂角为 48°~55°,外眦眼裂角为 60°~70°。

(二) 鼻

鼻位于眼部的中央,稍有缺陷则对容貌的影响较大。由于各个国家、地区的不同,民族风俗习惯和文化水平的差异,人们对鼻的审美标准差别也很大。就鼻的外形而言,比较重要的内容主要有以下几方面。

1. 鼻根高度　鼻根高度是指鼻根在两眼内角连线上的垂直高度,可分为三个等级:

Ⅰ级:鼻根高于两眼内角的连线 7mm 以内;

Ⅱ级:鼻根高于两眼内角的连线 7~11mm;

Ⅲ级:鼻根高度高于两眼内角连线 11mm 以上。

2. 鼻的长度　鼻的长度一般为 6~7.5cm。

3. 鼻梁侧面形态　鼻梁的侧面形态大体分为三类,即凹形鼻梁、直形鼻梁和突形鼻梁(图 4-19)。

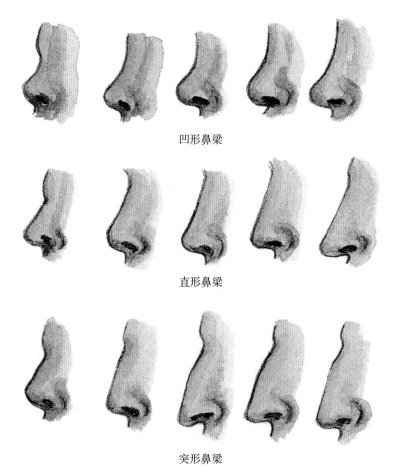

凹形鼻梁

直形鼻梁

突形鼻梁

图 4-19　鼻梁的侧面形态

4. 鼻尖　根据鼻尖的形状可将其分为三种类型(图 4-20)。

尖小型:鼻尖尖而小;

中间型:鼻尖大小中等,圆尖适度;

钝圆型:鼻尖肥大钝圆。

根据鼻尖的方向又可将其分为上翘型、水平型和下垂型。

5. 鼻基底　鼻基底部也可分为上翘型、水平型和下垂型(图 4-21)。

6. 鼻孔　鼻孔的形状一般可分为三种,即方圆形、三角形和椭圆形;鼻孔最大径的方向也可分为三种类型,即横向、斜向和纵向(图 4-22)。

7. 鼻根点凹陷　从鼻根点的侧面看,可将其分为以下四级(图 4-23):

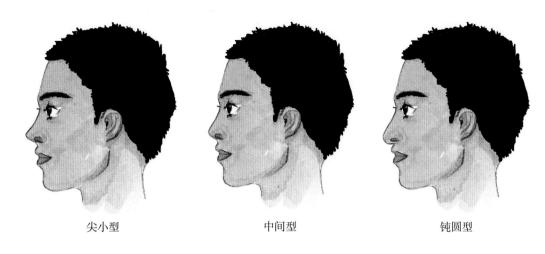

尖小型 中间型 钝圆型

图 4-20 鼻尖的不同类型

上翘型 水平型 下垂型

图 4-21 鼻基底类型

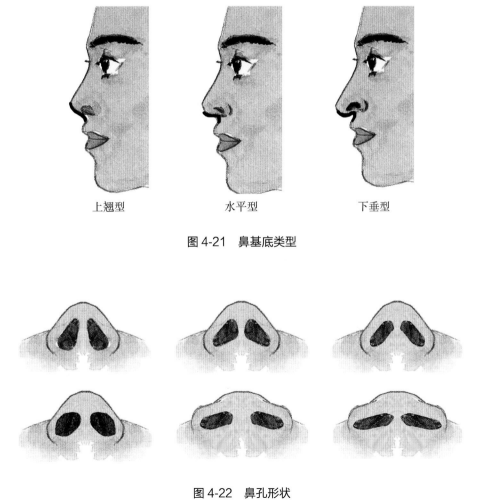

图 4-22 鼻孔形状

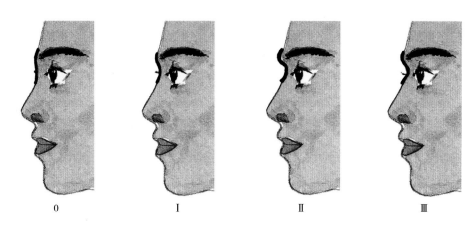

0   I   II   III

图 4-23　鼻根点的凹陷

0级:鼻根点无凹陷;

Ⅰ级:鼻根点略有凹陷;

Ⅱ级:鼻根点有明显凹陷;

Ⅲ级:额骨与鼻骨相连处有明显的转折,凹陷甚深。

(1) 就其高度而言,可将鼻翼分为三级:

低的:鼻翼高度为鼻高的 1/5 左右;

中等:鼻翼高度为鼻高的 1/4 左右;

高的:鼻翼高度为鼻高的 1/3 左右。

(2) 就其突起度而言,可将鼻翼分为三级:

不突:鼻翼与鼻梁侧面几乎在同一平面上;

微突:介于不突与甚突两者之间;

甚突:鼻翼较肥大,较鼻梁侧面突出很多。

(3) 就其与鼻唇沟的关系,可将鼻翼分为三种:

鼻翼沟与鼻唇沟不汇合;

鼻翼沟与鼻唇沟微汇合;

鼻翼沟与鼻唇沟完全连成一直线。

(4) 就鼻唇沟的深度,可分为不明显、中等和非常明显三种。

一般认为理想的鼻子应该是:其长度约为额面长度的 1/3,鼻宽度大约相当于鼻长的 70%,鼻根宽度为 1cm 左右;鼻根部的高度在男性为 12mm 左右,在女性为 11mm 左右;最凹陷部位在两内眦连线水平上;鼻面角为 29°~33°;鼻唇角为 90°~120°;鼻额角为 120°左右;鼻尖高度约相当于鼻长的 1/2。在男性约为 26mm,女性约为 23mm;鼻尖曲率半径为 8~12mm;鼻小柱的小叶部的宽度大约相当其基底部的 75%,鼻小叶与鼻尖形成外凸的自然角度,鼻小叶约延伸至鼻孔两侧 3~5mm;鼻孔呈卵圆形,直径不超过鼻翼内侧角;鼻翼的长度相当于鼻小柱小叶的长度,两鼻翼缘约在内眦的垂线上。

(三) 唇

嘴唇在面部的作用并不亚于眼睛,平时人们比较注重的内容主要包括上唇高度、上唇侧面观、上唇厚度以及口裂宽度。

1. 上唇高度　指上唇皮肤部的高度,而不是红唇部。上唇高度可分为三级:

低:上唇高度在 12mm 以下;

中:上唇高度为 12~19mm;

高:上唇高度在 19mm 以上。

2. 上唇的侧面观　指上唇皮肤部。它可分为三类:

凸唇:上唇皮肤部明显前突;

正唇:上唇皮肤部大体直立;

缩唇:上唇皮肤部后缩。

3. 唇的厚度　指口轻闭合时,上下红唇的厚度,通常可分为四级:

薄:厚度在 4mm 以下;

中等:厚度为 5~8mm;

厚:厚度为 9~12mm;

厚凸:厚度在 12mm 以上。

4. 口裂宽度　口裂的宽度亦分为三种类型:

窄:宽度为 30~35mm;

中等:宽度为 40~45mm;

宽:宽度为 50~55mm。

一般认为理想的口唇是:口角间距和眼内眦角的间距比以 3∶2 为宜,大约相当于两眼平视时两瞳孔的向下延伸线上;女性的上红唇以 8.2mm、下红唇以 9.1mm 为宜,男性则可比女性稍宽 1~1.5mm;上下唇应位于鼻尖至颏下点的连线以内。

(四) 耳廓

1. 耳的类型　根据耳廓的形态及达尔文结节的形态,可将其分为六种类型,即猕猴型、长尾猴型、尖耳尖型、圆耳尖型、耳尖微显型和缺耳尖型(图 4-24)。

2. 耳廓的外展程度

紧贴型:耳廓横轴与颞部所形成的角度小于 30°者;

中等型:耳廓横轴与颞部所形成的角度为 30°~60°者;

外展型:耳廓横轴与颞部所形成的角度大于 60°者。

3. 耳垂的类型

圆形:耳垂向下悬垂呈圆形;

方形:耳垂与颊部皮肤连接几乎成水平线;

三角形:耳垂下部边缘向上吊起,大部分完全与颊部皮肤相连。

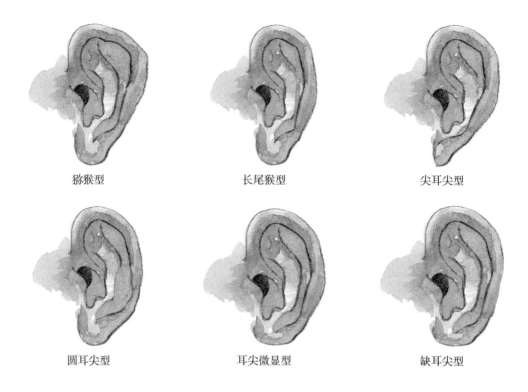

猕猴型　　　　　　　　　长尾猴型　　　　　　　　　尖耳尖型

圆耳尖型　　　　　　　　　耳尖微显型　　　　　　　　缺耳尖型

图 4-24　耳的类型

　　理想的耳廓其长轴应与鼻梁平行,耳廓上缘与眉高相等,耳轮角附着点与外眼角等高,耳垂附着点与鼻尖等高,耳轮与耳垂附着点的连线与下颌支平行,耳轮附着点与外眼角距离大约与耳高相等,耳的长轴与鼻背线平行。

(五) 颧部突出度

颧部的突出程度可分为以下三种情况:

扁平:颧骨扁平,颧骨体突出,自侧面现鼻颊间界限为颧骨所遮;

中等:颧骨体发育适中,鼻颊间界限大部可见;

微弱:颧骨体不突出,骨前面逐渐转为侧面,鼻颊间界限清晰。

(六) 颏部

颏部可分为:微向后缩、直型、微向前突、明显前突及极向前突 5 个等级(图 4-25)。

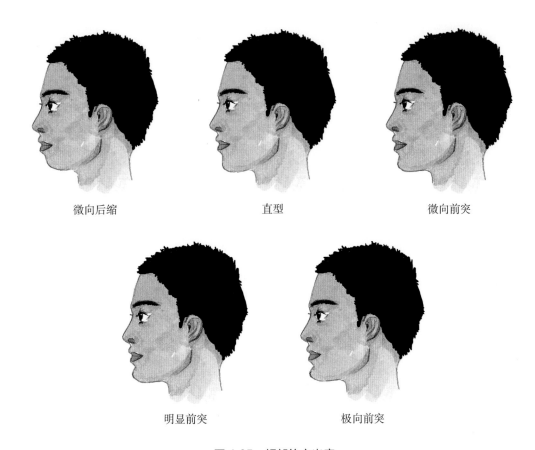

微向后缩　　　　　　　　直型　　　　　　　　微向前突

明显前突　　　　　　　　极向前突

图 4-25　颏部的突出度

（何锦泉　朴正国　插图：石安迪）

参考文献

1. 唐梦遥,徐洲,王珮华.耳廓部分缺损重建的现状.中华耳鼻咽喉头颈外科杂志,2015(3):256-259.

2. 曲靖,路瑆,葛红珊,等.年轻美貌人群颜面美学评判分析.上海口腔医学,2014(5):586-589.

3. 王玥,雷勇华,岳莉,等.不同垂直骨面型对青年女性面部侧貌美学评价的意义.中国组织工程研究,2014(29):4611-4617.

4. 周栩.歪鼻整形美学和功能修复.家庭医学:下半月,2014(1):45.

5. 高琳,何晓丹,牛媛,等.唇部的美学特征及透明质酸注射体会.中国美容医学,2013(8):891-893.

6. 刘淮兵.面部美学个性审美价值探究.淮海工学院学报:人文社会科学版,2013(12):71-73.

7. 张雪铮,朱双林,陈奕嘉,等.青年女性唇部侧貌与面部侧貌美学评价的相关性研究.中华口腔医学研究杂志(电子版),2013(4):49-52.

第五章
颌面部美容手术的心理诊断与辅导

第一节　美欲与心理需要

美欲即人的审美需要,是人的心理需要之一,更为确切地说,是人最基本的精神需要,是求美行为的原动力。

美欲是一种社会性需求,为人在社会生活过程中逐步学会的高级需要,而不是由人的生理本能所决定的。从总体上说,美欲是人类的一种精神需要。

尽管美欲本质上是社会性需要,但并不是说与人的生物性需要没有关系。

美欲作为一种社会性、精神性的需要,还表现在与其他社会性心理需要的关系上。在很大程度上,美的需要是伴随一些人的社会性需要而存在的,而且人的精神需要与美有一定的关系。

容貌是给人们的第一印象,它所起的作用决定了一个人在社交活动中能不能具有吸引力。外貌对人际交往有很大的影响。容貌对人际交往的作用,首先得益于能在初次见面时就获得别人的好感。

第二节　求术动机与求术行为

一、求美行为的心理性动机

求美行为的主要动机为心理性动机,是为了爱美的需要、交往、被爱需要、尊重需要等。

求美动机的层次性美欲是有层次的,与美欲密切相关的求美动机自然也有层次。此外,求美动机与人的多种心理需要均有关联,这就使得求美动机有了不同的层次。另外,求美动机的层次,还由审美观的差异所决定,有的求术者要求很低,而有的则对美有很高的要求。

二、求美动机产生的原因

求美动机在心理活动中占有重要地位,具有根本性意义。

1. 内在的需要与内部动机这种由人的内在需要而引发的求美动机,称为内部求美动机。

2. 外在的诱因与外部动机求美行为，一方面来自求美需要，另一方面还来自社会有关美的刺激或诱因。

三、从属性求术动机

（一）恋爱、婚姻的需要

恋爱、寻找配偶,青年人因容貌不美而无异性求爱,将会竭力求助于美容术改观容貌。

（二）维护婚姻

有些女性本身并无美容需求,但为了博得丈夫的欣赏而进行美容手术。还有些女性,疑心丈夫变心是由于自己容貌不美或容颜早衰引起,为取悦于丈夫而行美容手术。少数已婚女性主诉其丈夫嫌弃她单眼皮,影响夫妻关系。

（三）寻找工作、职业及适应环境需要

礼仪小姐职业对容貌美有一定的要求;部分电影、戏剧女演员为了永葆艺术青春,也会寻求手术美容;有些出国人员,为了适应西方人的审美观,也会寻求美容手术的帮助。

第三节　美容医师手术十诫

根据上述基本的心理学概念,国际著名整形美容外科专家芮斯根据多年的临床实践,提出十不做原则,即如有下列情况之一者,暂不做或慎重实施美容外科手术,此即著名的美容医师手术十诫。虽然是西方学者提出的,不一定适合中国国情,但对我国美容外科医师仍然有着重要的参考价值,故详列于下。

1. 指着画报要求做成与图片中人物一样的形态。

2. 求术者着装不整,头不梳理,仪表不佳。

3. 亲友迫使求术者求术。

这表明本人是不情愿的,凡个人思想准备不充分者,劝其不要即刻手术。

4. 对同一问题反复追问,表现出对医师不信任者,医师最好暂不手术,待认识一致时再手术为好。

5. 对医师满口伪善的夸奖和过高的奉承者,这种人也是术后极易引起麻烦的求术者。

6. 过分挑剔,对轻微的瘢痕都显出极端苛求的态度者。

7. 对就诊护士粗暴无理,说明求术者缺乏教养。

8. 对医师的治疗方案表示不一致者。

9. 拒绝术前照相者最好不予手术。

10. 多次不按约定时间就诊或手术,对手术犹豫不决者。

我们认为只有求美者达到以下条件,才能考虑予施行美容手术:

1. 求术者与美容外科医师在术前取得一致意见,并对手术前后效果的全面评价取得理解。

2. 求术者心理准备充分,医师有足够信心。

3. 求术者对其手术医师十分信赖,医师方可进行手术治疗。

如此,求术者可以理智地看待手术效果,即使术后出现略有不尽如人意之处也能十分理解,医师也会感到欣慰。

第四节　美容手术前后心理疏导

一、术前心理疏导

一旦决定对求美者施行美容手术,即应开始对患者进行心理疏导。而正确理解求美者的术前心理期待则是其中重要的一部分。受术者的期待或期望是指对未来美好想象的追求。

受术者的术前期待是指受术者对手术所要达到效果的期望。美容整形受术者的术前期待比一般患者要复杂得多。而美容整形受术者根据缺陷不同、年龄不同、所作的手术不同、性格不同、审美观不同等,对手术结果的要求有高低不同的层次。

术前的期望与术后的满意度呈显著的相关性。基于美容受术者的期待与满意度的关系,美容医师在术前降低求美者的期望值是一项十分重要的心理疏导工作。鉴于此,我们建议美容手术术前心理疏导至少要包含以下几方面:

1. 降低美容求术者的期望值　由于术前受术者的期望值对术后的满意度影响极大,因此术前降低受术者期望值的心理疏导工作显得十分重要,并且要为受术者术后的失望作好心理疏导准备。美容医师应特别注意科学与真实地宣传美容外科实际功效,纠正美容求术者不切实际的幻想。如果不能纠正,宁可不手术。

2. 调整美容求术者的情绪　美容外科手术对受术者是一种心理刺激,大多数受术者对手术有害怕和顾虑心理。医学美容工作者应该针对受术者的情绪,作好心理疏导工作,消除其顾虑和其他一些不良心理。

3. 对美容手术必要的说明　有些美容求术者对美容医师过分信任,术前表现出心情十分轻松。这一现象提示,受术者可能对手术的并发症以及一些其他意外缺乏足够的认识和心理准备,一旦手术出现问题往往无法应付,反过来对曾信任的医师万分抱怨。因此,美容医师必须对手术可能出现的情况向受术者作出说明,决不能因为美容求术者的信任而对他们打保票,只有签字同意手术方案及理解可能发生的并发症后,才能手术。

二、术后心理辅导

一般来讲,接受美容手术后受术者的情绪反应可以分为以下三个阶段:

1. 不安阶段　美容手术和其他手术一样,会有不同程度的组织反应、局部水肿等,但这些反应出现在美容受术者身上与一般手术有所不同,因为影响形态,受术者会误以为手术不成功,特别是有时术后比术前更难看,受术者会因此不安。医务人员应事先做好解释工作,指出术后水肿等是正常的组织反应和组织的愈合规律,应耐心等待组织的恢复。

2. 恍惚阶段　许多美容手术受术者尽管认定手术是成功的,也会因为容貌发生突然改变而产生一段恍惚的特殊心理过程。医师为了帮助患者度过这个变化阶段,术后应继续对患者进行心理支持,才能获得美容治疗的圆满成功。

3. 稳定阶段　对一个成功的美容手术,受术者在经历了以上两个心理过程之后,随着时间的推移,逐渐对周围环境有了新的适应和协调,心理得到平衡,解除了长期被压抑的情绪障碍,为达到美的满足而感到欣慰。

三、美容手术失败患者的心理辅导与护理

首先要理清美容手术失败的概念,分两种情况:一是广义的美容失败(真性手术失败),即美容专业医护人员、受术者周围人群以及手术者本人均认为手术未达到预期效果,或存在并发症等,这种情况称为客观性美容失败;二是狭义的美容失败,即美容专业医护人员、受术者周围人群认为手术是成功的,但受术者本人不予认可,这种情况称为主观性美容失败。对客观性美容手术失败患者应以手术为主,心理护理为辅;而对主观性美容手术失败患者,则应以心理疏导为主。

(朴正国　柳大烈)

参考文献

1. 朱丽芳.心理干预在美容整形中的应用.中国美容医学,2014;18:1577-1578.
2. 付东辉,刘斌.整形美容患者术前心理特征分析、干预策略及医疗纠纷防范.医学美学美容,2014;12:108.
3. 吕文秀,夏又春.心理护理在医学美容整形中的应用.中国美容医学,2014;11.936.
4. 赵丽.浅谈医学美容整形外科的心理护理.医学美学美容,2014;11:377.
5. 董菁.美容整形手术患者的心理分析及护理措施.医学美学美容,2014;10:83.
6. 朴锦锡.关于整形美容患者心理状态的研究.医学美学美容,2014;10:83-84.

第六章
颌面部美容手术的麻醉

麻醉(anesthesia)是指用药物或非药物使患者整个机体或机体一部分暂时失去知觉以达到无痛的目的,多用于手术或某些疼痛的治疗。颌面美容手术的麻醉与其他外科手术麻醉大致相同。

进行美容整形手术时,不论采用局部麻醉还是全身麻醉,都可能发生并发症。麻醉对人的呼吸、循环和代谢系统都有不同程度的影响。麻醉医师和手术者必须熟悉麻醉过程中可能发生的各种意外情况,并对可能发生的意外采取有力的抢救措施。美容整形手术时,多是术者亲自进行麻醉。因此,术者必须对麻醉给予足够的重视。特别是对麻醉意外和可能发生的并发症要有充分的准备。

第一节 局部麻醉

一、表面麻醉

表面麻醉就是将麻醉剂涂布或喷射于手术区黏膜表面,麻醉药物被吸收而使末梢神经麻痹,以达到痛觉消失,能够顺利进行手术的目的。常见的有眼结膜麻醉、鼻腔黏膜麻醉和口腔、咽腔、喉腔黏膜麻醉。常用 0.5%~1.0% 的丁卡因液。

(一)眼结膜麻醉

先翻转下眼睑,将药液滴入结膜囊下穹隆区,闭眼 2 分钟,待略感麻醉后,再滴入第二、第三次药液。丁卡因会使角膜上皮干燥脱落,滴药时不要将药液直接滴到角膜上(图 6-1)。

(二)鼻黏膜麻醉

用鼻镜扩开前鼻孔,将 1% 丁卡因肾上腺素棉片敷于鼻腔黏膜表面。也可把棉片置于鼻腔顶部麻醉筛前神经,还可以把棉片置于鼻腔后部,麻醉蝶腭神经。放入鼻腔的棉片应注意计数,放入多少

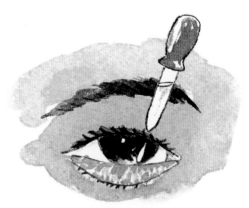

图 6-1　眼结膜麻醉

块,必须如数取出,严防遗留(图 6-2)。

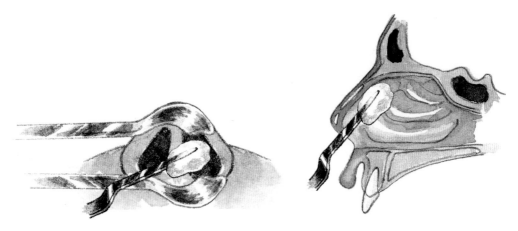

图 6-2　鼻腔黏膜麻醉

二、浸润麻醉

将麻醉药直接注入手术野组织内,使麻醉作用局限于躯体的某一部分,为最常用的麻醉方法。麻醉药常用的有普鲁卡因、利多卡因、布比卡因等。其浓度依其目的不同、部位不同而异。浸润面积局限时,可用较高浓度(0.5%~2%)。浸润面积较广时,应用低浓度(0.05% 左右)。肿胀浸润麻醉的浓度则更低。下面简单介绍几种浸润麻醉方法。

(一)环形浸润麻醉(图 6-3)

深部浸润麻醉时,先做皮下浸润后,用长针头在已麻醉的皮肤上垂直进针或斜行进针向深部推进并注药。

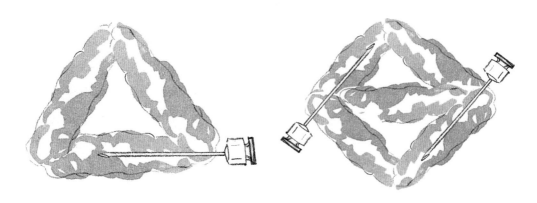

图 6-3　环形浸润麻醉

1. 一针式浸润麻醉　将针头从手术切口周边直接刺入中央真皮下层,注药使局部皮肤隆起,稍超过病灶边缘,退针后轻轻按摩使麻药扩散。(图 6-4)

2. 线性浸润麻醉(图 6-5)　边进针、边注药,或进针以后边退针、边注药。

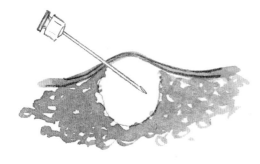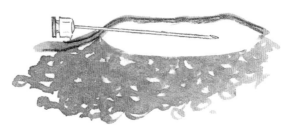

图 6-4 一针式浸润麻醉

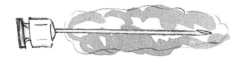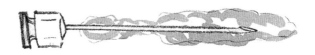

图 6-5 线性浸润麻醉

（二）结膜下麻醉

结膜下麻醉有眼睑穹隆即结膜和球结膜下浸润麻醉两种。前者麻醉眼睑后层组织，用于睑板腺囊肿切开或眼睑内翻矫正术等；后者用于球结膜、眼球及各种内眼手术。

表面麻醉后，嘱患者将眼球转向注射部位的相反方向，暴露注射部位的球结膜，用 5 号针头避开血管轻轻挑起球结膜，取与角膜缘平行的方向刺入球结膜下，注入麻醉药 0.5~1.0ml。入针时针尖斜面向巩膜，以免刺伤巩膜浅层血管，造成结膜下血肿（图 6-6）。

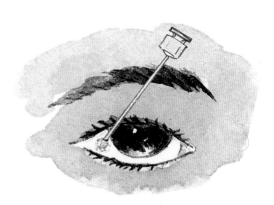

图 6-6 结膜下麻醉

三、传导阻滞麻醉

（一）睫状神经节阻滞麻醉（球后麻醉）

通过阻滞睫状神经节和睫状神经，以达到麻醉球结膜、角膜以及葡萄膜的目的，同时还有减小眼肌张力，降低眼压的作用，广泛用于大多数的内眼手术，是一项很重要的基本操作技术。

方法：嘱患者将眼球转向鼻侧上方，在眶下缘的外 1/3 与内 2/3 交界处，用 4~5cm 长针头的球后注射针头刺入皮下，先注入麻醉药 0.5ml，接着沿眶壁垂直刺入 1.5cm 深，然后将针头略斜向鼻侧上方即眶尖方向前进，当针尖至直肌间筋膜时，有少许阻力，穿过此筋膜进入肌圆锥时有落空感，继续进针约 3cm 深回抽无血即可缓慢注入麻醉药 2ml，退针时压紧针头周围皮肤，迅速退出针头。拔出针头后压迫片刻，以防出血。然后在眼睑上盖一纱布，用手指轻轻按压眼球 5 分钟，期间每半分钟停一下，促使麻醉药扩散（图 6-7）。

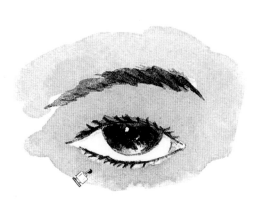
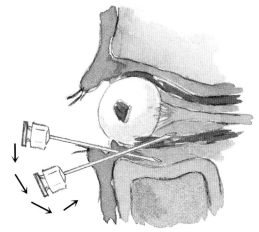

图 6-7　睫状神经节阻滞麻醉

（二）眶上神经阻滞麻醉

麻醉前额、上睑及结膜。用于上睑下垂矫正手术。

方法：在眶上缘内 1/3 与外 2/3 交界处，用手指查明眶上切迹部位，在此部位经皮肤进针，沿眶壁向眶内刺入 2cm 深，回抽后注入麻醉药 1ml（图6-8）。

（三）筛前和滑车上神经阻滞麻醉

麻醉鼻侧上睑、内眦部和泪囊。

方法：用手指查明上斜肌滑车位置后，经皮肤向滑车下方进针，进针深达 2.5cm，注入麻醉药 1ml。退针至 1~1.5cm，注入麻醉药 1ml（图6-9）。

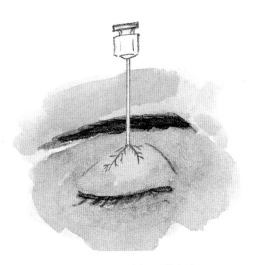

图 6-8　眶上神经阻滞麻醉

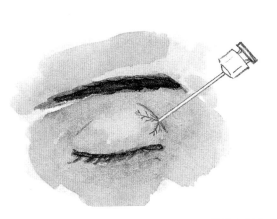
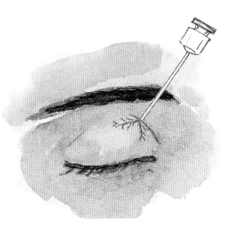

图 6-9　筛前和滑车上神经阻滞麻醉

41

（四）眶下神经鼻侧支阻滞麻醉

麻醉鼻侧下睑、内眦部和泪囊、鼻泪管。

方法：在眶下睑缘中央约 2cm 处皮肤垂直进针；至骨壁后，沿眶内下缘向泪囊窝下部边推进，边注射麻醉药 1.5ml（图 6-10）。

（五）上颌神经阻滞麻醉

1. 口外注射法 以眼眶外下缘垂直于颧骨下缘相交处，喙突之前的凹陷处为刺入点，进入皮肤后，使针尖向上、向内、向后刺入，沿上颌关节骨面弧度直达翼腭窝，注药 3~4ml。麻醉区域：内侧上颌、鼻、下睑、上唇和软、硬腭（图 6-11）。

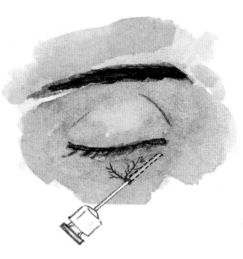

图 6-10 眶下神经鼻侧支阻滞麻醉

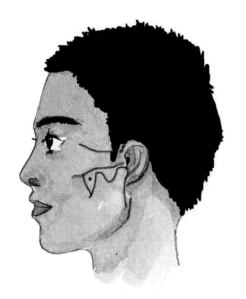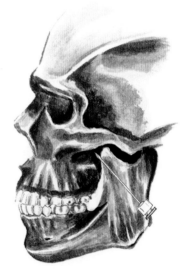

图 6-11 上颌神经阻滞麻醉（口外注射法）

2. 口内注射法（图 6-12） 又称翼腭管注射法，让患者头后仰，大张口，以最后一颗磨牙近中距腭侧龈缘 1cm 为进针点，由对侧刺入黏膜下，注入少许麻醉药后将注射器移至同侧，寻找腭大孔，如无阻力即为进入翼腭管，在沿牙长轴平行方向进针约 3cm，注射麻醉药 2~3ml，7~8 分钟显效。注射针自对侧往上、后、外方向刺入腭大孔稍后方的腭黏膜，转移注射器至同侧，并沿翼腭管深入。

（六）眶下神经阻滞麻醉

在鼻翼外侧 1cm 刺入，使注射器与皮肤成 45°角，斜向上、后、外方刺入眶下孔，回抽无血注入麻醉药 1ml。麻醉区域：同侧下眼睑、鼻、眶下部、上唇等（图 6-13）。

（七）下颌神经阻滞麻醉

1. 口内法 患者张口，在磨牙与咽部之间，有一垂直的黏膜皱襞，即翼下颌韧带。在翼下颌韧带中点外侧 3~4mm 刺入,注射器与中线成 45°角,进针 2.5cm 左右,注入麻醉药 2ml。此法可麻醉同侧下颌骨、牙、黏膜、下唇及颏部(图 6-14)。

2. 口外法 自耳屏前至咬肌前缘与下颌骨下缘相交点做连线,连线的中点即为下牙槽神经沟的投影位置,亦为麻醉药注射点。在下颌下缘内侧,自下颌角至咬肌前缘的中点为进针点。进针点至注药点之间的连线,即指示针刺入后的行径和深度。由进针点刺入,紧贴下颌骨升支内侧,沿指示线推进至所标记的深度,即可注射麻醉药 2~4ml。此法可麻醉同侧下颌骨、牙、黏膜、下唇及颏部(图 6-15)。

(八)卵圆孔麻醉

以长针头,于耳屏前 2.5cm,相当于颧弓下缘,乙状切迹中点作刺入点,与皮肤垂直进针,进针 4cm 即触及蝶骨翼突外板,然后退至皮下,使针尖向后、上方偏 15°角,再进针至卵圆孔附近,注药 4ml。可以麻醉同侧下颌骨、黏骨膜、牙、舌及其周围软组织(图 6-16)。

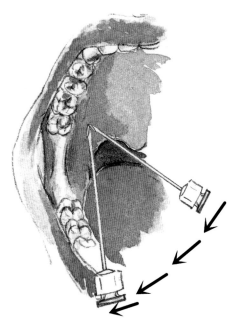

图 6-12 上颌神经阻滞麻醉(口内注射法)——腭前神经阻滞麻醉及翼腭管注射法

(九)上颌结节麻醉

以上颌第二磨牙远中侧颊侧根部口腔前庭黏膜皱襞作为进针点。让病人取坐位,头微向后仰,使上颌𬌗平面与地平面呈 45°角,半张口。从进针点刺入,注射器与同侧上颌𬌗平面呈 45°角,向上、后方进针约 2cm 深度,注药 2ml(图 6-17)。

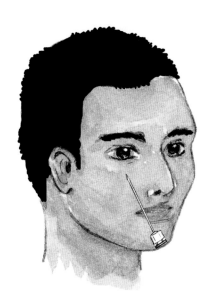
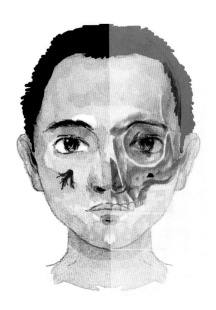

图 6-13 眶下神经阻滞麻醉

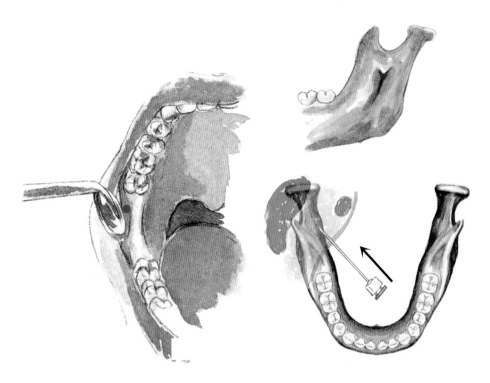

图 6-14　下颌神经阻滞麻醉（口内注射法）

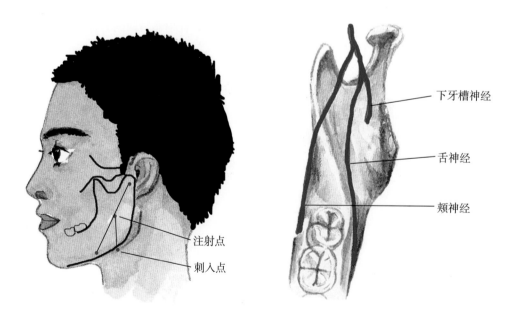

注射点

刺入点

下牙槽神经

舌神经

颊神经

图 6-15　下颌神经阻滞麻醉（口外注射法）

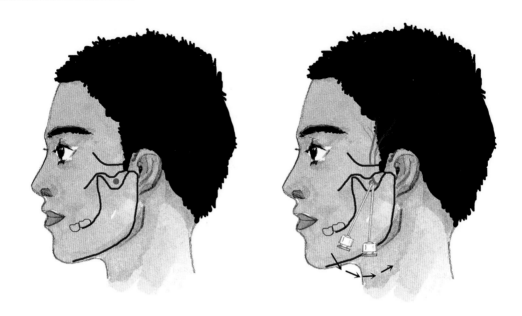

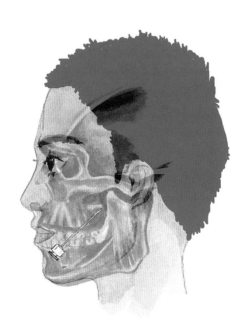

图 6-16　卵圆孔麻醉

图 6-17　上颌结节麻醉

第二节　全身麻醉

全身麻醉在颌面美容外科手术中应用较少,通常在下列情况下才应用全身麻醉:

1. 有必要确保呼吸通畅时,如头面部的美容整形手术。

2. 手术创伤大,出血比较多,时间比较长的手术。

3. 对局麻药过敏者。

4. 某些颜面部手术不适于用局部浸润麻醉或阻滞麻醉者。

5. 因受术者不合作而不能采用局麻时。

一般全身麻醉包括静脉麻醉、吸入麻醉和复合麻醉等方式,限于本书篇幅,此章不予赘述。

(张君伟　朴正国　插图:石安迪)

参考文献

1. 付黎明 . 碧兰麻的麻醉作用在口腔治疗中的效果探讨 . 齐齐哈尔医学院学报,2014(13):1908-1909.

2. 蒋元敏,沈浩林 . 口腔专科医院手术用麻醉药品和第一类精神药品使用情况分析 . 医学理论与实践,2015 (2):250-251.

3. 李欣 . 两种药物在口腔局部浸润麻醉中的应用对比观察 . 当代医学,2015(4):142-143.

4. 刘鹍鹏 . 笑气吸入对口腔科手术患者的麻醉镇痛效果评价 . 西部医学,2014(11):1509-1511.

5. 王清芝 . 口腔手术局部麻醉策略与技术 . 中国卫生产业,2014(21):52-53.

6. 张雪健,邓悦,尹传蓉,等 . 口腔麻醉助推器与卡萨尔必兰麻注射器的临床应用对比 . 中国医疗设备,2015 (1):109-110.

第七章
病历记录与知情同意书

美容外科治疗的对象,常常是一些择期手术。但由于其心理情况复杂,对治疗的要求相当高,加上美容外科本身的特点,因此对美容外科患者的病历书写应相当重视。

第一节 病历的一般要求

病历记录应用钢笔书写,以利长期保存。语句要求通顺、完整、简练和准确,字迹清楚、整洁。医师应签全名。病历一律用中文书写。某些病名、药名、术式可写有中英文对照的名称。病历中应有患者的姓名、性别、年龄、职业、籍贯、工作单位、主诉、病史、各种阳性体征和必要的阴性体征,诊断及治疗处理和手术记录,以备随访、复查、总结临床经验时应用。门诊病历应按编号装入病案袋,住院病历应装订成册,妥善保存。

第二节 病历的特殊要求

对颌面美容外科患者的特殊要求应有记载。如在"主诉"中,应询问记录病人首先要解决的问题是什么,是小口畸形、招风耳还是塌鼻梁。在"现病史"中应问及发病时间,疾病发展过程,是否作过修复以及修复的方法、次数、手术日期及修复前畸形情况等。在"过去病史"中应着重了解有无过敏史、外伤和术后有无增生性瘢痕和瘢痕疙瘩形成等情况,对女性患者要了解月经周期。在家族史中,要了解与疾病遗传因素有关的情况。可将病变部位画在图上,让医生一目了然,节约时间。如果医生学会简单的绘画,将术式及术后结果画在病历上更佳,对于初学者尤应这样做。

第三节 知情同意书

在颌面美容外科中,不论手术大小,都应让患者签字。签字表中应有手术目的、可能出现的并发症、医生意见、患者及其家属意见等栏目。

一般来讲,颌面部美容手术的知情同意书应包含以下内容:

一、基本内容

美容外科知情手术同意书内容除美容就医者真实姓名、性别、年龄、工作单位、家庭住址、电话、术前诊断、手术名称、手术日期、病历号、手术编号及美容就医者或家属签字外,还包括以下几方面内容。

1. 对于美容手术,医生虽尽最大努力,但由于个人审美观不同和受目前医疗水平限制,不一定能完全满足美容就医者的要求,可能效果不尽如人意或出现并发症等。

2. 术后应严格遵从医嘱,若发现异常,应及时就诊,医生尽快医治,美容就医者应予以配合。

3. 术后手术部位恢复自然有一定时间(轻者 1~3 个月,重者可达 6 个月以上),并因年龄、体质、手术不同有所差异,美容就医者应予以理解。

4. 美容就医者有精神病史或其他特殊病史,术前应如实详告医生,若隐瞒病史而出现不良后果,由美容就医者本人及家属负责。

5. 告知各种术式的优缺点和可能发生的并发症。

6. 美容外科手术更多需要定量修复,然而就目前的技术水平难以达到精确定量修复,美容就医者应予以理解。

7. 生物材料及组织代用品,尤其是新材料若长期植入体内,其远期效果或是否终身安全有效,仍难以预估。这一点美容就医者应了解。

8. 患者签字(包括"我已经读了全部内容并与我的医生讨论了这些内容及条款,我感觉对于手术过程和可能出现的不良反应有了清楚的了解"或类似内容)。

二、专科内容

1. 手术可能达到什么样的结果。

2. 手术是一次完成还是分期进行,假如需要分期手术,则分期次数是多少,间隔期的长短如何。

3. 手术有无危险性,疼痛程度如何,采用什么麻醉方式。

4. 手术是否失血,程度如何,需不需要输血或住院治疗。

5. 手术是否有并发症,如何处理。

6. 手术愈合需要多长时间。

7. 手术效果可维持多久。

8. 手术前后的注意事项及护理。

9. 手术有何禁忌证。

三、应告知的手术风险

(一) 一般手术风险

1. 美容手术有一定风险和不可预料性,可能出现并发症,若出现异常情况,应及时就医治疗。

2. 受医学发展水平所限,目前美容手术尚无法满足人们的所有要求;术前就医者与医师应进行充分沟通,客观地认识手术的美容效果,以免发生医患认知差异等不愉快事件。

3. 术后手术部位会留有瘢痕,瘢痕反应的大小与患者本人的体质有关,多数患者的瘢痕会在一年左右消退,个别患者有出现严重瘢痕增生和瘢痕疙瘩的风险,且难以消退。

4. 术后肿胀时间可能较长(数周至数月),淤血可达 1 个月左右,也有血肿和感染的风险。

5. 植入人工组织代用品和植入性医疗器械,有发生排斥反应、易感染、引起骨吸收和损坏的风险。若发现异常应及时就医。排斥反应是就医者个体体质所致,就医者须事先对此充分理解。

(二) 各种手术的风险

1. 眼、眉部美容手术的风险　眼部手术会有双眼或瘢痕的轻度不对称。

(1) 重睑成形术、重睑成形术后的修整术、上睑松垂整形术、内眦和外眦整形术

1) 重睑术后有一段较长时期的眼部肿胀、重睑皱折曲折和不自然,年龄越大这一情况越明显。

2) 埋线法术后可能会发生完全或不完全性脱落,使重睑变形或消失。

3) 有上睑明显凹陷、眼球突出的患者术后有重睑不自然或"三眼皮"的风险。

4) 轻度上睑下垂者,虽可行重睑术,但效果欠佳;较严重的上睑下垂者甚至不能形成重睑。

5) 上睑松垂者需切除上睑皮肤,术后有产生眼睑额外皱折,双眼眼睑不自然、不对称等风险;切口瘢痕也可能会超出重睑皱折。

6) 有较严重内眦赘皮的患者,重睑术后内眦赘皮会继续存在或形成的重睑外观不自然。

7) 内眦赘皮整形术后的瘢痕因难以隐蔽会较明显,两侧也会有不对称的风险,应慎重考虑选择。

8) 内眦和外眦开大手术会有难以隐蔽的瘢痕,有造成下睑向下松垂等不自然的可能。

9) 重睑失败后的修整比较困难,术后可能无改善,甚至有更加畸形且无法修复的风险。

(2) 上睑下垂整形术

1) 因两眼肌力不同,即使手术仍难以使两眼完全对称,而且不够自然。

2) 上睑下垂患者术后会有眼睑闭合不全,早期需每天用眼膏点眼,否则易导致角膜炎甚至失明。

(3) 睑袋整形术、眼轮匝肌整形术和眼睑退缩整形术

1) 术后可有一段时期轻度睑外翻、闭合不全、流泪及眼部不适感,日后会自行恢复。

2) 因多种因素的缘故,切口瘢痕、下睑形态和饱满程度等会有一定程度不对称。

3) 术后下睑有稍凹陷和下眶睑沟加深可能,下睑眼轮匝肌的松紧度、宽度和厚度也可能不对称。

4) 重睑成形术、睑袋矫治术不是除皱术,术后仍会遗留眼周皱纹。

5) 有眼轮匝肌失神经控制的风险,造成睑外翻可能,有睑退缩的风险。

6) 下睑退缩整形术后有不能完全纠正睑退缩的可能,也有双眼不对称和局部变形的风险。

(4) 眉整形术、眉下皮肤切除、上睑松垂矫正术

1) 眉部整形手术会遗留瘢痕,尤其是眉上部瘢痕难以隐蔽,被切除的眉毛不会再生。

2）上睑皮肤会比以前稍紧,原有的重睑也可能较以前略增宽有上睑产生额外皱折风险。

3）有眉形和上睑不对称的风险,眉形也难以做到精细的理想程度。

（5）上睑凹陷矫正术

1）脂肪填充术后会有 1~3 个月的上睑肿胀,因脂肪成活率低,可能需再次填充脂肪。

2）有充填的脂肪不均匀、不对称、不平、过分臃肿或不足、注射范围不准确的可能。

3）有损伤上睑提肌或泪囊,引起暂时性睁眼困难、上睑下垂或明显眼睑和面部水肿的风险。

2. 鼻部整形美容手术的风险

（1）鼻假体为人工材料,若出现排斥反应或异常情况(如红肿、渗出、假体顶出等),须及时来院复诊,将假体取出,以免产生严重后果。排斥反应系患者体质的原因,费用将予不退回。

（2）隆鼻术有假体歪斜或位置不理想的风险,若因手术造成假体位置不佳、鼻背歪斜,院方可免费手术纠正。术前鼻部有歪斜的患者,隆鼻术未必能纠正歪斜。

（3）隆鼻手术后在强光照射下假体可有轻度透光,假体也可能会有松动。

（4）鼻尖不宜隆起过高,若假体在鼻尖部张力过高,日久有使鼻尖局部皮肤渐薄、顶出和穿出的风险。

（5）若隆鼻术后效果不佳,应先取出原假体,日后再重新置入,患者坚持立即放置鼻假体,有术后出现假体松动或外形欠佳的可能。

（6）鼻翼、鼻尖、鼻小柱和鼻孔整形手术后,两侧鼻翼和鼻孔可能有轻度不对称,鼻尖也可能稍有不平或偏斜,鼻小柱可能轻度歪斜。

（7）驼峰鼻手术后鼻背可能仍有轻度隆起、凹陷、不对称、歪斜的可能,严重者甚至有发生鼻骨塌陷的危险。

（8）鼻部手术后要严格按医嘱执行,否则有外形不佳,甚至手术失败的可能。

（9）鼻部手术位于鼻孔旁,易被污染,有引起感染使手术失败的风险。

（10）注射隆鼻(聚丙烯酰胺水凝胶、硅胶等)和填充骨水泥隆鼻后,材料较难取出,甚至无法取净,可能需反复手术清除,一旦出现排斥反应,会带来难以解决的困难,甚至鼻部外形的破坏。

（11）注射硅胶、填充骨水泥(羟基磷灰石等)和膨体(膨体聚四氟乙烯 e-PTFE)植入隆鼻后,这些材料是较难取出的,一旦出现外形不佳或身体对材料不适应等情况,会产生意想不到的麻烦,取出后若想再次隆鼻,很可能会因鼻背筋膜被破坏而使假体无法固定导致假体活动。

（12）其他。

3. 颌面部其他整形美容手术的风险

（1）面部手术的切口通常选用头皮冠状切口、睑缘切口、口腔内、下颌部切口等,虽然较为隐蔽,但仍有严重切口瘢痕、秃发、睑外翻等风险。

（2）口腔内手术不属无菌手术,容易引起感染,手术前后须保持口腔卫生。

（3）颅面部手术后 1~2 周内有发生头面部积液、出血、血肿和感染的风险。

（4）术中有损伤面部神经、血管等重要组织的风险,术后可能出现抬眉不能、闭眼不能、鼻唇沟变浅、眶区麻木、口唇皮肤麻木、面部不对称、讲话不流利等症状,影响外观及功能。轻者 3~6 个月后有自行恢复可能,重者则需进一步进行相关治疗,且有无法恢复的可能。

（5）颅颌面手术常需分次手术，本次手术后，仍有可能再次进行相关部位的整形和重塑手术；手术间隔通常在半年至一年。

（6）颧骨肥大矫正手术中需截除部分颧骨，手术中可能累及上颌窦等部位，有导致感染的风险。

（7）颧骨肥大矫正手术后可能出现局部骨块移动、两侧不对称、张闭口障碍等异常情况，应及时复诊，以便进一步处理。

（8）手术中截骨的精度不可能绝对精确，两侧可能会有一定程度的不对称，截骨处可能会不够平整。

（9）隆颏术中所置入的假体为人工材料，有被机体排斥而外露的可能。假体有引起骨吸收的风险。

（10）隆颏术后，面部尤其是面下 1/3 部，视觉上会较术前略长，面部也会略显消瘦。

（11）颏前移术和隆颏术有损伤颏孔神经，造成暂时性或永久性下唇感觉麻木或异常的风险。

（12）颅颌面部手术常需要植入人工代用品和植入性医疗器械，具有一定风险，例如：有排斥反应，容易感染等风险，会造成植入物外露和手术失败。一旦有发生排斥反应的迹象（红、肿、移植物外露迹象等），应尽早来院复诊；人工代用品和植入性医疗器械不能保证永久不损坏。一旦损坏，会使其功能丧失或变形。使用人工代用品和植入性医疗器械有时并不能完全达到诊断和治疗的要求，可根据需要进一步治疗或手术。

4. 额、颞、面、颈部皮肤提紧术的风险

（1）手术部位（发际内、耳前、耳后等部位）会留有瘢痕，其严重程度与患者的体质有关。

（2）手术偶有损伤重要血管、神经（例如面神经、耳大神经、滑车上神经、眶上神经等）的风险，造成局部感觉和运动的异常。

（3）手术部位有感染、血肿、皮肤坏死、色素改变等风险。

（4）手术部位有结节、变硬、感觉异常、感觉麻木等的风险。过一定时期后大多数会好转、减轻，直至消失。

（5）手术区内有脱发的风险，秃发区宽窄不一且头发不会生长。额部发际增宽或耳前鬓发会有移位。

（何锦泉　杨子楠）

参考文献

1. George Dimitroulis, M. Franklin Dolwick.Orthognathic Surgery：A Synopsis of Basic Principles and Surgical Techniques.London：Butterworth-Heinemann Ltd，1994.
2. 胡静，王大章. 正颌外科. 北京：人民卫生出版社，2006.
3. 美容手术知情同意书. 上海市医疗美容质量控制中心推荐（第 2 版）.
4. Alan D McGregor，Ian A. McGregor. Fundamental Techniques of Plastic Surgery. 10th edition.London：CHURCHILL LIVINGSTONE，2000.
5. 曾宪孔. 整形美容手术图谱. 北京：军事科学医学出版社，2000.
6. Park JI. 东亚人面部美容手术. 李航，刘亚强，译. 北京：北京大学医学出版社，2009.

7. Sherrell J. ASTON, Douglas S Steinbrech, Jennifer L Walden. AESTHETIC PLASTIC SURGERY. Philadelphia: Saunders, 2009.

8. 王炜. 整形外科学. 杭州:浙江科学技术出版社, 1999.

9. 宋儒耀. 美容整形外科学. 第 3 版. 北京:北京出版社, 2002.

10. 中华医学会. 临床技术操作规范:美容医学分册. 北京:人民军医出版社, 2004.

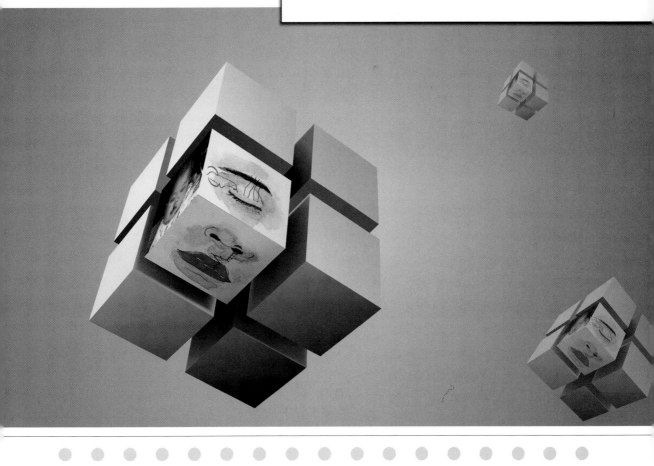

第二篇　各论

第八章

眉、眼、鼻部美容手术

第一节　眉部美容手术技术

眉位于眼眶上缘稍上方,由较密的丛生短毛组成,沿眶上缘向外略成弧形分布,双侧对称生长,是上睑与额部皮肤的分界。眉毛具有阻止额部汗水流入结膜囊内的作用,同时它是面部容貌的一个组成部分,具有传递情感、表露情绪的作用。如因疾病、外伤、年龄或先天因素导致眉形态异常,既影响了眉的正常生理功能,又影响整体容貌。随着人们对美容的要求越来越高,眉整复手术的应用也日趋常见。

下面介绍眉提升术。

(一) 适应证

眉头、眉梢部分下垂或整个眉下垂,而额前皱纹较轻者。

(二) 手术方法

1. 由于眉下垂可能不对称、不均匀、不规则,而且患者一旦取仰卧位,眉的位置会发生改变。因此,为了确定上部眉成形术中需垂直切除的程度,应术前进行测量。让患者取坐位,眉抬到理想的高度,并记下眉上抬所需切除皮肤的量(mm)。观察时要注意整个眉毛,术中必须上提的区域和程度应该与眉下垂的区域和程度相对应。一般还应过矫2mm,以补偿切口愈合期间的收缩和患者垂直坐位时的重力作用。

2. 患者取仰卧位平躺在手术台上,以亚甲蓝沿着最上排眉毛的边缘,平行于它们的生长方向,描绘出手术切口线,可根据下垂范围、程度及术前测得的切除量(加上2mm)画成椭圆形、细长、横卧的S形切口等形状。S形切口与直接对应眉下垂的切口比较,术后瘢痕不明显(图8-1,图8-2)。

3. 局部以2%利多卡因混以肾上腺素(1∶200 000)溶液浸润麻醉,麻醉不要过量,它会使局部组织变形,最好等待5分钟左右,以让肾上腺素充分发挥止血作用,一旦眉部软组织中丰富的血管开始收缩,毛细血管出血就会明显减少。

4. 沿画线全层切开皮肤,直至额肌纤维,皮下分离用止血钳效果较好,行皮肤切除,术中仔细分层缝合是减少术后瘢痕的关键。

5. 必要时可将眉固定于骨膜上。在关闭切口前,用3-0号聚丙烯缝线做褥式缝合,从下往上

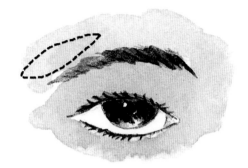

图 8-1　椭圆形切口

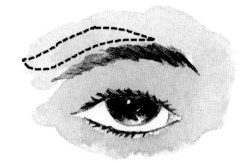

图 8-2　S 形切口

通过额肌帽状腱膜,缝线向下通过腱膜层,然后向上通过颅骨骨膜,沿骨面穿行 1cm 出针,缝针向前再通过一次骨膜,在接近骨膜进针处出针,缝线向上拉紧以观察眉毛是否达到所要求的高度,缝线扎紧,如常关闭皮肤切口。此法能将眉固定在眶缘上的正常部位。

6. 此种眉固定术应用于直接眉提高术,能确保极好的术后效果,而不会很快产生眉下垂的复发。术毕局部加压包扎,隔日换药,术后 5~7 天拆线。

第二节　睑部美容手术技术

一、重睑成形术

重睑成形术是最常见的眼部美容术,也是东方人特需的美容手术,欧美人很少需要。由于种族的不同,上眼睑有它各自的解剖特点。东方民族的解剖特点是:单眼皮居多,眼裂较小,上睑有时显得臃肿,两眼内眦距离较宽,有些人呈现明显的内眦赘皮。

有关重睑成形术的方法很多,术式也各式各样。目前,常用的重睑成形术方法有 3 种,即重睑切开术、重睑压线术、重睑埋线术。

(一) 重睑线设计

重睑皱襞的宽度取决于睑板的宽度,一般为 6~8mm 宽(正常静止的闭眼位)。

重睑线应与上睑弧度平行,且与睑缘全长一致。

重睑线的形态一般分为平行形、开扇形、新月形 3 种类型。

平行形:重睑皱襞弧线与睑裂平行(图 8-3);

开扇形:重睑皱襞内窄外宽(图 8-4);

新月形:重睑皱襞,中间较宽,内、外眦处较窄(图 8-5)。

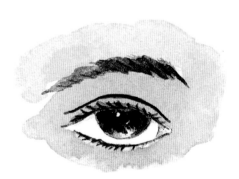

图 8-3　平行形

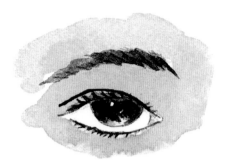

图 8-4　开扇形

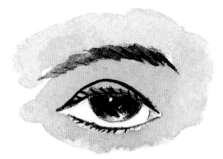

图 8-5　新月形

（二）各种重睑成形术的方法

1. 压线法重睑术

（1）适应证：上睑较薄，无松弛者。

（2）禁忌证：上睑较厚、上睑下垂和上睑松弛者。

（3）手术步骤

1）常规消毒铺巾。

2）局部浸润麻醉。

3）在标志设计重睑线上，等距离标出三等份或四等份。以三等份为例，标出 a、b、c、d、e、f 6 点（图 8-6）。

麻醉后翻转上睑，嘱受术者向下看，用大弯针在结膜面睑板上缘 2mm 进针，在皮肤 a 点、b 点分别出针（图 8-7，图 8-8）。

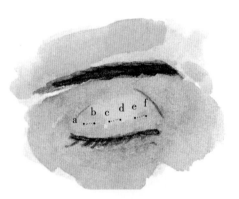

图 8-6　压线法重睑术定点

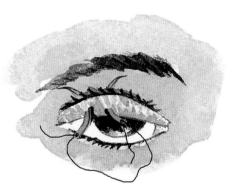

图 8-7　在结膜面睑板上缘 2mm 进针

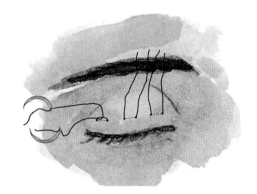

图 8-8　压线法缝合后

拉紧各对缝线，嘱睁眼，观察重睑形态，拟定松紧或重缝。

加纱条或橡皮垫，分别将 a 与 b、c 与 d、e 与 f 拉紧，结扎。

2. 连续埋线法

（1）适应证、禁忌证、标记、画线、定点等，同压线法重睑术。

（2）手术步骤：消毒、麻醉后，放置角膜板，用带双针的 0 号线从 a 点进针，穿过睑板前筋膜（图 8-9，图 8-10）从 b 点穿出。

再从 b 点原针孔进入，穿过睑板前筋膜从 c 点出针，依次从 f 点穿出，再从 f 点返回（图 8-11，图 8-12），依次从原路进出针线，在 a 点处两线打结（图 8-13），将线埋入皮下。

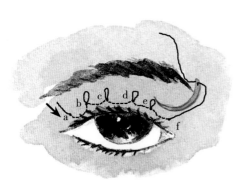

图 8-9　连续埋线法

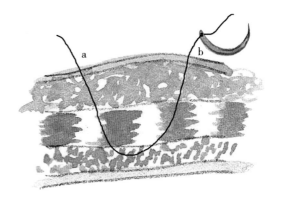

图 8-10　缝合时应穿过睑板前筋膜

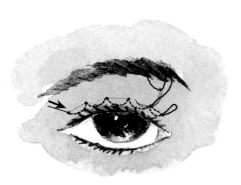

图 8-11　依次从原路进出针线

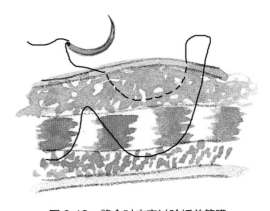

图 8-12　缝合时应穿过睑板前筋膜

3. 切开法重睑术　适用于各种类型的单睑。

麻醉采用局部麻醉，以 2% 利多卡因溶液 2ml 加适量 0.1% 肾上腺素自外眦向内眦沿上眼睑做皮下浸润麻醉，轻轻按摩，片刻即可手术。

沿重睑标志线切开皮肤及皮下组织，上 1/3~1/2 在皮下做潜行分离（图 8-14，图 8-15），切除切口下方一条宽 2~3mm 眼轮匝肌（图 8-16），如上睑臃肿者，切开眶隔（图 8-17）。

清理剪除自然涌出的部分脂肪组织（图 8-18）。并剪除部分肌纤维（图 8-19）。

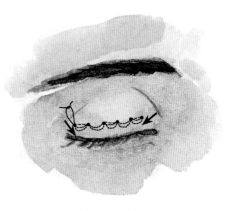

图 8-13　缝合后打结

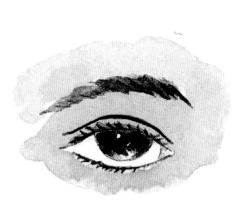

图 8-14　切开重睑标志线

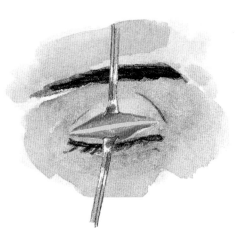

图 8-15　切开皮肤及皮下组织

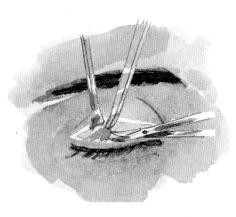

图 8-16　切除切口下方一条宽 2~3mm 眼轮匝肌

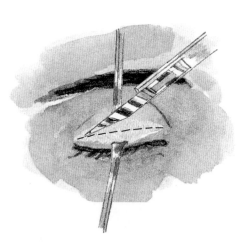

图 8-17　切开眶隔

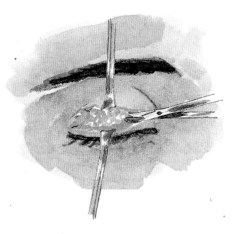

图 8-18　剪除自然涌出的部分脂肪组织

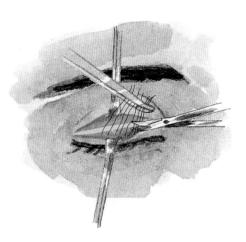

图 8-19　剪除部分肌纤维

创口止血后选在瞳孔位置,由睑缘侧皮肤进针,穿过睑板前筋膜,从上切缘皮肤出针(图8-20,图8-21)。

暂勿结扎打结,照此办法缝6~7针后,拉紧(图8-22),嘱受术者睁眼观察重睑形态,而后打结(图8-23)。

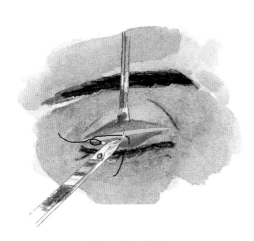

图8-20　缝合

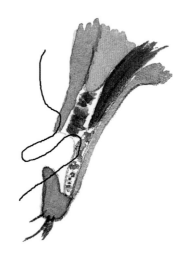

图8-21　穿过睑板前筋膜

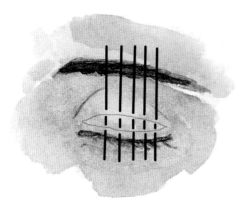

图8-22　缝合时暂勿打结

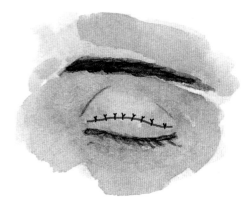

图8-23　打结

涂抗生素眼膏,适当加压包扎,24小时后拆除,术后5~6天拆线。

4. 重睑术后并发症及处理

(1) 重睑消失:多见于埋线或缝线法。处理方法:应重做手术。

手术时注意两点:①不可保留过多的皮下组织;②勿损伤睑板前筋膜。

(2) 重睑皱褶过高:重睑线超过睑板,缝合位置过高所致。处理方法:①松解皮肤皱褶;②重新缝在恰当水平。

(3) 重睑皱褶下垂,遮盖重睑:发生原因与皱褶过高相反,为位置太低。处理方法:①松解皮肤皱褶;②将睑缘侧皮肤向上拉紧至恰当水平。

二、眼袋成形术

眼袋是因上下眼睑出现局部组织膨大突出,皮肤松弛,所导致的畸形和不美观的表现,多指发生在下眼睑的眼袋。眼袋通常发生于 50 岁以后的中老年人,男女均可发生。有一部分人由于家族性因素而存在。眼袋应与眼睑局部组织水肿相鉴别。

(一) 切口设计

内眦端不能超过泪囊点,用甲紫沿下睑睫毛下 1~2mm 向外眦画线,在外眦角切线向下延伸,与下睑呈 30° 角,长度距眶缘 7~10mm(图 8-24)。

(二) 麻醉

眼袋手术可在局部浸润麻醉下进行,每例用 2% 利多卡因 5ml(加肾上腺素 1 滴)注射于眼睑皮下,稍等即可行手术操作。

(三) 手术操作

沿术前设计的切口线切开皮肤(图 8-25)。

用小弯剪伸入皮下,分离皮肤与眼轮匝肌(图 8-26,图 8-27)。

在切口下 5mm 水平剥离眼轮匝肌,显露眶隔(图 8-28),剪开眶隔(图 8-29)。

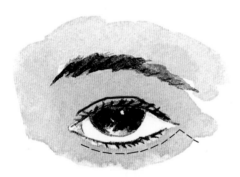

图 8-24 切口设计

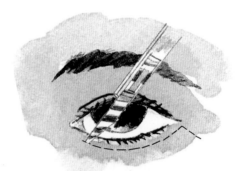

图 8-25 切开皮肤

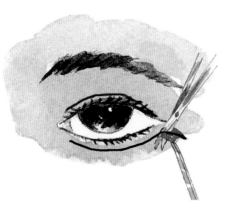

图 8-26 小弯剪伸入皮下

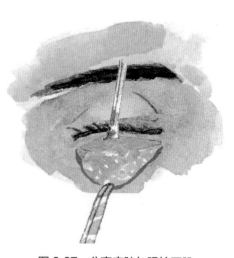

图 8-27 分离皮肤与眼轮匝肌

轻压眼球,剪除适量眶隔脂肪(图 8-30),将眶下部眼轮匝肌瓣向外上方牵拉(图 8-31)。

与外眦部眼轮匝肌缝合固定,让患者向前上方看,由外上牵拉皮瓣,标定去除皮肤的切开线(图 8-32),剪除多余皮肤(图 8-33)。

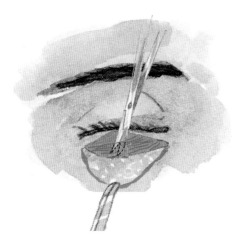

图 8-28　显露眶隔

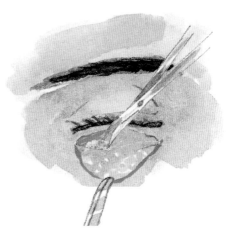

图 8-29　剪开眶隔

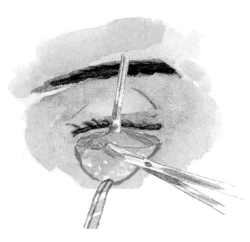

图 8-30　剪除眶隔脂肪

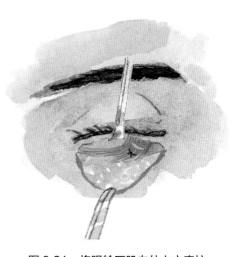

图 8-31　将眼轮匝肌向外上方牵拉

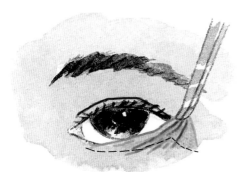

图 8-32　标定切除的皮肤

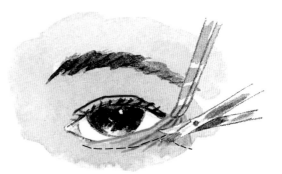

图 8-33　剪除多余的皮肤

外眦角先缝一针固定(图 8-34),间断缝合(图 8-35)。

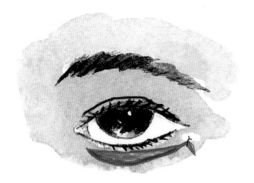

图 8-34 外眦角先缝一针

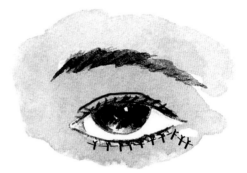

图 8-35 间断缝合

第三节 鼻部美容手术

下面介绍临床常见的隆鼻术。

1. 切口设计 常用鼻前庭缘内壁切口:切口线位于鼻孔边缘内 1~2cm,自鼻翼前上外侧,弧形向内下延长至鼻小柱底(图 8-36,图 8-37)。

2. 隆鼻术材料 以医用硅橡胶应用最多,另有自体软骨、骨组织,亦有应用自体智齿、阻生齿者。

3. 雕刻植入体 根据受术者鼻部和面部情况,确定植入体的形状,长度、宽度和厚度。雕刻好植入体,其大小、长短、高度和曲线,必须与受术者面部和谐。表面必须光滑,不可有边刃、棱角(图 8-38)。

4. 手术步骤

(1) 切口:设计鼻前庭缘切口线:扩开患者右鼻孔,在鼻翼缘内约 0.1cm 处切开,自鼻翼内侧脚经鼻前庭穹隆部至鼻小柱中部(图 8-39)。

(2) 分离:在鼻尖部皮下适当分离(图 8-40)。

在切口内向下作鼻小柱内滑行分离,直至前鼻棘(图8-41)。

用扁薄细长组织剪紧贴软骨向上潜行分离至鼻骨下缘上 0.2~0.3cm(图 8-42)。

用鼻骨膜剥离器分离开鼻前致密组织层下方的狭长间隙,绝对不可过浅至皮下层(图 8-43)。在手指引导下,用鼻

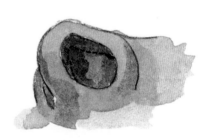

图 8-36 切口设计 1

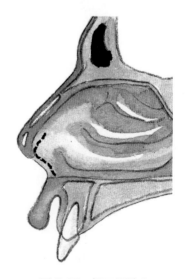

图 8-37 切口设计 2

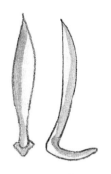

图 8-38 硅胶植入体(正面观及侧面观)

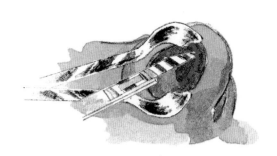

图 8-39 切开

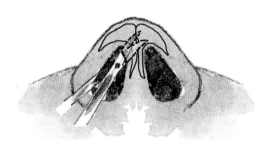

图 8-40 鼻尖部适当分离

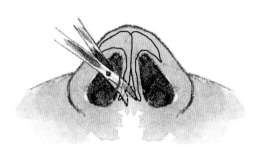

图 8-41 分离至前鼻棘

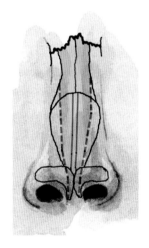

图 8-42 向上分离至鼻骨下缘

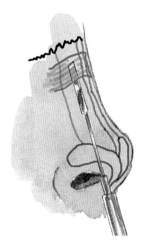

图 8-43 用鼻骨膜剥离器分离

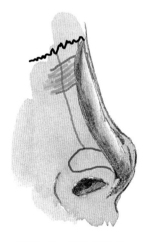

图 8-44 置入植入体

骨膜剥离器沿鼻骨膜下分离,向上潜行分离到鼻根部,向左右分离的范围要略大于鼻骨支架。

分离时注意事项:①分离时应充分离断连续纤维;②注意左右对称;③注意勿损伤内眦部血管。

(3)置入植入体:将修整好的人工鼻梁植入术腔(图 8-44)。①其最高点位于眉间连线与内眦连线间的中点正中线处;②鼻小柱支架不宜过长、过粗;③鼻小柱支架放置于正中位,不能扭曲、偏歪(图 8-45)。

以 5-0 号丝线间断缝合切口(图 8-46)。

手术侧鼻孔用纱卷填塞 24 小时,5~7 天拆线。

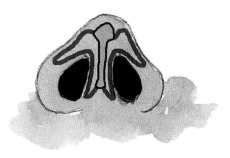 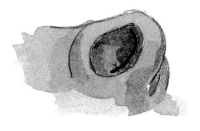

图 8-45 鼻小柱支架放置在正中位   图 8-46 缝合切口

(南 华 朴正国 插图:石安迪)

参考文献

1. 费跃,蔡茂季,莫小岚.鼻部美学亚单位在硅胶假体和自体耳甲软骨联合隆鼻术中应用.中国美容医学,
   2012;8:1-2.

2. 朱轶,谭军,吴东辉,等.微小切口眼轮匝肌与提上睑肌腱膜固定的重睑术.医学临床研究,2014;5:
   921-923.

3. 黄成,欧阳山蓓.脱细胞真皮基质移植联合固体硅胶假体在隆鼻术中的应用.中国美容医学,2014;3:
   194-196.

4. 纪强,杨建荣,郭孟杰,等.自体肋软骨隆鼻术的效果观察.中国美容整形外科杂志,2014;10:593-595.

5. 李俊,杨涛,周蓓,等.膨体聚四氟乙烯与固体硅胶隆鼻术后肿胀的临床分析比较.中国美容医学,2014;
   10:801-804.

6. 杨明.鼻中隔软骨联合耳软骨雕塑鼻在隆鼻术中的临床效果观察.中国医疗美容,2014;3:46-47.

7. 姚明华,保明惠,玛婕.从解剖学角度分析经鼻孔内切口隆鼻术并发症的原因与处理.医学美学美容,
   2014;4:100.

8. 张奎.鼻背结构在隆鼻术中的应用解剖.中国医疗美容,2014;5:60.

9. 周信荣,孙波,李川,等.自体耳软骨游离移植在隆鼻术鼻尖成形中的应用体会.医学美学美容,2014;
   10:89.

第九章
口唇部美容手术

第一节　单侧唇裂整复术

一、下三角瓣法

（一）定点

唇红缘定点位置关系到术后唇弓与唇珠的外形，鼻底定点位置关系到术后上唇的长度以及鼻小柱的位置和患侧鼻孔的大小。用针头蘸亚甲蓝溶液进行正确定点，校正无误后，再用针尖将亚甲蓝刺入皮内（图9-1）。

在唇红缘定4个点，即"1"点定在健侧唇峰，"2"点定在人中迹，"3"点定在健侧唇红缘上，"8"点定在患侧唇红最厚处。应使"2"-"3"与"1"-"2"相等。"4"定在健侧的鼻底。"1"-"4"的距离相当于健侧的上唇高度。"6"和"7"点定在患侧裂隙鼻底上，点"5"至鼻小柱根部的距离与点"6"至患侧鼻翼根部的距离相加

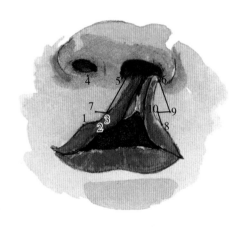

图9-1　定点

等于健侧鼻底的宽度；"1"-"4"与"3"-"5"之差等于"3"-"7"。∠735为120°为宜。以"6"为圆心，以"3"-"5"为半径，画弧，找"9"点；再以"3"-"7"为半径，分别以"8"、"9"为圆心画弧，相交点定位"10"点。

（二）连线

一是减少失误，二是使切缘更加整齐、准确。

（三）切开

按连线通过各点切开全层组织（图9-2，图9-3）。并在"3"、"8"点将红唇切断，可在"6"-"9"-"10"-"8"连线内侧保留一小块组织，以用来修复鼻底部的组织缺损。

（四）缝合

1. 自鼻底到唇红缘，间断缝合黏膜层（图9-4）。

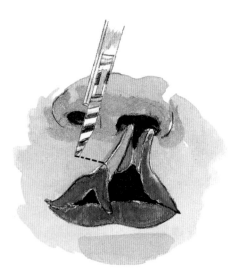

图 9-2 切开全层组织

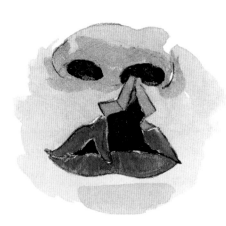

图 9-3 切开全层组织

2. 肌层缝合一般 3~4 针即可,线结向下,不宜过多。注意:组织对合准确,相互插入、嵌顿,缝合固定(图 9-5)。

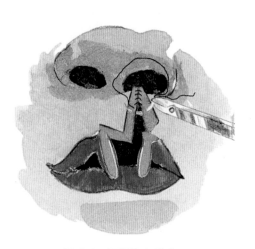

图 9-4 间断缝合黏膜层

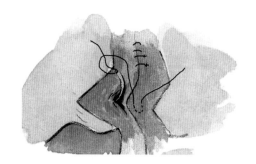

图 9-5 缝合肌层

3. 最后自鼻孔底部至唇红缘,将皮肤诸点互相对齐后缝合。

4. 两侧唇红部组织常厚薄不等,应根据情况予以修整缝合。

(五) 固定

手术完毕后,一般不用敷料包扎,采用暴露疗法。但是为了压迫止血及获得创口平整,可用小块敷料加压固定,必要时第二天用唇弓固定(图 9-6,图 9-7)。

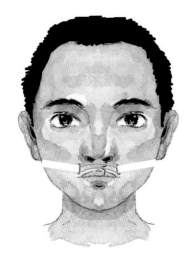

图 9-6　敷料加压固定

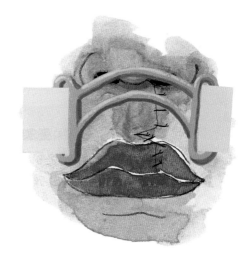

图 9-7　唇弓固定

二、旋转推进法（Millard 法）

（一）定点

在唇红缘定 4 个点，即"1"点定在健侧唇峰，"2"点定在人中切迹，"3"点定在健侧唇红缘上，"4"点定在患侧唇红最厚处。应使"2"-"3"与"1"-"2"相等。在鼻底处也定 4 个点："5"点定在健侧鼻小柱根部，"6"和"7"点定在患侧裂隙鼻底上，点"6"至鼻小柱根部的距离与点"7"至患侧鼻翼根部的距离相加等于健侧鼻底的宽度，在患侧鼻翼根部相当于鼻底水平线稍外下方定点"8"，此点位置高低关系到术后上唇的长度，应根据裂隙大小灵活掌握。一般裂隙较大，此点宜高，裂隙较小，则反之（图 9-8）。

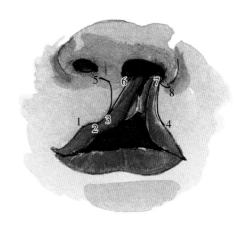

图 9-8　定点

（二）连线

从点"5"向"3"画一弧线，此线的下段应与患侧人中嵴一致，再从点"7"向上与点"6"相连，切开后在健侧形成 A 和 B 瓣，从"7"向"4"和"8"分别画弧线，切开后在患侧形成 C 瓣。

（三）切开、缝合

将 B 瓣旋转推进插入"7"-"8"切开的三角间隙内，将 C 瓣旋转推进至"5"-"3"切开后形成的三角间隙内，然后分层缝合（图 9-9，图 9-10）。

缝合时，常出现"5"-"3"和"7"-"4"距离不等，多是"7"-"4"短于"5"-"3"，发生患侧唇高下降不足的现象，此时可参照 Millard 改良法，再补加一个小型瓣插入内侧，即可纠正（图 9-11，图 9-12）。

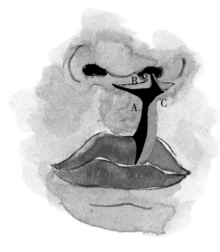

图 9-9 切开

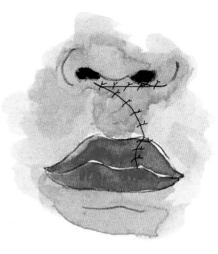

图 9-10 缝合

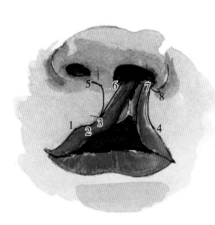

图 9-11 补加小型瓣切口

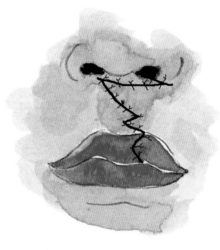

图 9-12 补加小型瓣缝合后

三、微小型唇裂修复术

微小型唇裂是唇裂的一种特殊类型,微小型唇裂具有以下特征:唇红凹陷畸形,唇红缘切迹;裂隙侧唇峰高度低于非裂隙侧唇高的 1/4;人中嵴有凹痕;轻度鼻畸形,伴梨状孔及牙槽嵴畸形,如图 9-13 所示。

(一)标记点和切口设计

如图 9-14 所示。

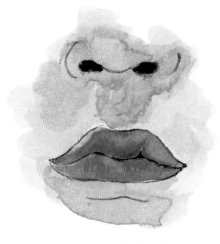

图 9-13 微小型唇裂

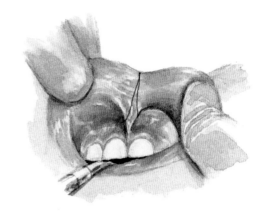

图 9-14 切口设计

（二）**口轮匝肌重建及人中嵴再造**

经皮肤及黏膜切口入路,在口轮匝肌筋膜层潜行分离至鼻底部,完成口轮匝肌的脱套式解剖术,如图 9-15 所示。

（三）**缝合**

先缝合鼻底处口轮匝肌,然后再缝合唇红缘处口轮匝肌,并牵拉使唇峰下降至对侧同等高度,在此张力下缝合口轮匝肌以保持裂隙侧唇峰高度(图 9-16)。

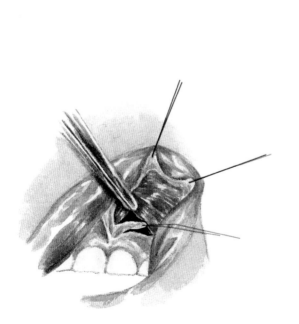

图 9-15 解剖口轮匝肌

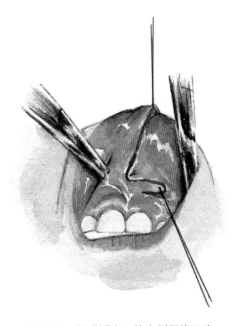

图 9-16 黏膜瓣交叉使患侧唇峰下降

术后效果如图 9-17 及图 9-18 所示。

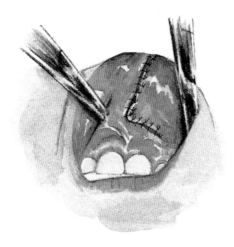
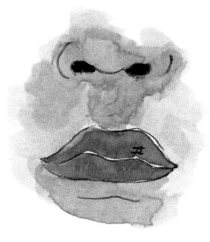

图 9-17　缝合后（口内）　　　　　　图 9-18　缝合后（外观）

第二节　双侧唇裂修复术

双侧唇裂的修复方法很多，大体分两大类：一是利用前唇长度做上唇的中央部；另一类将前唇组织形成上大半部，不足处由上唇两侧转移皮瓣加以补充。

一、直线修复法

直线修复法如图 9-19 所示。

此法适用于 3 岁以内双侧Ⅲ度唇裂病例和前唇较长的成年人。

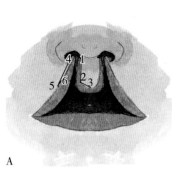
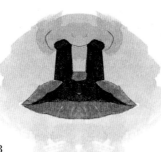
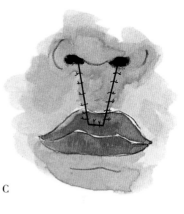

A　　　　　　　　　　　　B　　　　　　　　　　　　C

图 9-19　直线修复法
A. 定点；B. 切开；C. 缝合

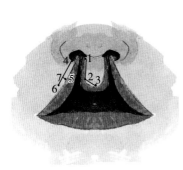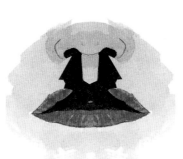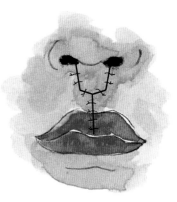

图 9-20　加长法修复术

(一) 定点

两侧定点相同,以一侧为例,在鼻小柱根部外方定点"1",在前唇唇红缘下缘与侧缘相交处定点"2",此点为未来的唇峰处。在前唇唇红缘下缘中心处定点"3",在鼻翼根部内侧定点"4",在两侧唇红最厚的唇红缘处定点"5",使"4"-"5"="1"-"2",在"5"内侧上方定点"6",使"5"-"6"="2"-"3"。连线。

(二) 切开

"4"-"5"和"1"-"2",全层切开,从"6"点处切开唇红。

(三) 缝合

"4"和"1"缝合形成鼻底,两侧鼻孔要等大,"2"和"5"缝合形成唇峰,"5"和"6"点之间唇红黏膜与前唇黏膜,经修复后缝合形成唇珠。

二、前唇加长法

加长法如图 9-20 所示。

本法适用于年龄较大和前唇较小的病例。

(一) 定点、连线

以一侧为例。"1""2""3""4"定点同前。在两侧唇峰内上方唇红缘处(相当于人中切迹处)定点"5",根据所要增加前后的长度,定出"7"点,在"7"点下外方定出"6",使"6"-"7"="2"-"3","1"-"2"="4"-"6","5"-"7"为上唇全长的 1/3,"5"-"7"-"6"一般为直角,然后按各点画线。

(二) 切开、缝合

按各画线全层切开唇组织,"4""1"点缝合,形成鼻底。"2""6"成唇峰。"6""7""5"矩形瓣与对侧矩形瓣缝合形成上唇中央部的下端。

第三节 单侧唇裂手术中鼻畸形矫正

单侧唇裂常有不同程度的鼻翼塌陷畸形,鼻小柱亦偏向健侧,鼻翼显著平塌,造成鼻孔、鼻翼下垂等畸形。患侧鼻孔常和健侧不对称,鼻孔低平,不是圆孔状。

最常用的方法是新月形切除法:沿患侧鼻孔边缘切开,用弯剪刀切口,于皮下及软骨间广泛分离(图 9-21)。然后靠鼻孔前庭切除新月形皮肤一块(图 9-22)。缝合后,再通过鼻小柱到健侧底部间作褥式缝合固定(图 9-23)。

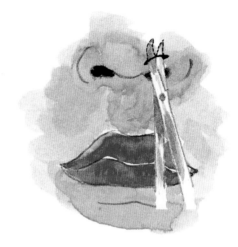

图 9-21 于皮下及软骨间分隔

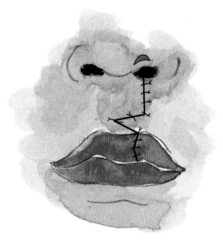

图 9-22 切除新月形皮肤

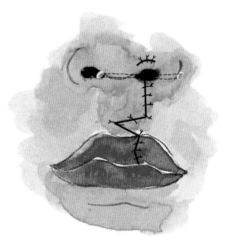

图 9-23 缝合固定

第四节 单侧唇裂修复术后鼻畸形二期矫正

一、蝶形切开法

在鼻小柱及鼻孔作蝶形切开(图 9-24),分离鼻翼软骨和皮肤(图 9-25)。

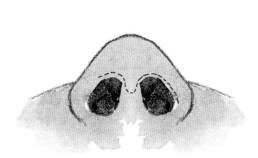

图 9-24　切口设计

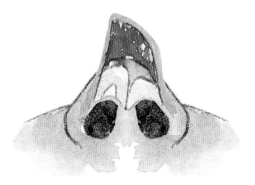

图 9-25　分离鼻翼软骨及皮肤

　　将两侧鼻翼软骨内角分开,将患侧鼻翼内角切断,向上提到与健侧内部相同的水平(图 9-26),缝于健侧软骨上,通过患侧鼻孔内上缘与健侧鼻孔间作褥式固定缝合(图 9-27)。

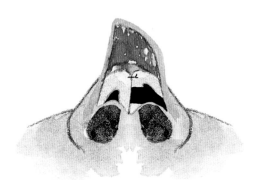

图 9-26　复位鼻翼软骨

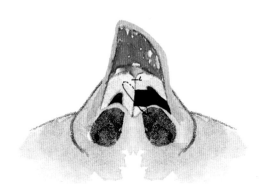

图 9-27　固定鼻孔内上缘

　　切口区的皮肤因软骨位置的改变多出一部分,做适当调整(图 9-28),最后用丝线缝合伤口(图 9-29)。

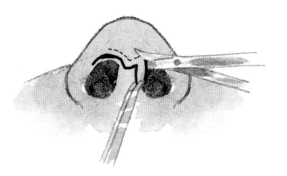

图 9-28　调整切口区皮肤

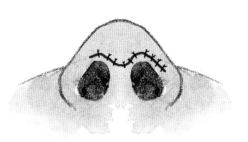

图 9-29　缝合切口

二、鼻翼旋转矫正法

先沿患侧鼻翼边缘切开,分离皮肤及大翼软骨组织,然后在切口的两端分别切除等大的皮肤(图 9-30)。

缝合后塌陷的鼻畸形得到矫正(图 9-31)。

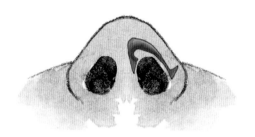

图 9-30 切开鼻翼边缘

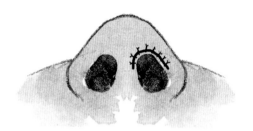

图 9-31 缝合后效果

三、鼻底切开鼻翼滑行推进对合法

对于鼻底增宽者,沿鼻底边缘切开至患侧鼻根部一部分鼻翼(图 9-32)。

切开后分离皮瓣,适当修剪,去除一部分皮肤组织(图 9-33)。

推进游离鼻翼根部向内,缝合后双侧鼻孔对称,塌陷的鼻翼得到矫正(图 9-34)。

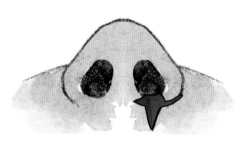

图 9-32 沿鼻底边缘切开

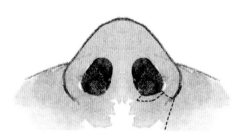

图 9-33 适当修整

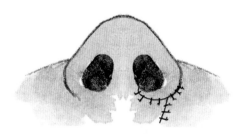

图 9-34 推进游离鼻翼根部向内

四、倒 V-Y 成形术

自鼻小柱下端向两侧鼻翼根部作倒 V 形切开,适当去除部分切缘皮肤,再于两端各切除小三角皮肤(图 9-35),呈倒 Y 形缝合创口(图 9-36)。

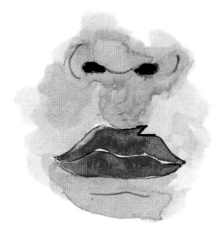 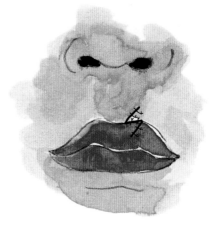

图 9-44 Z 形切开   图 9-45 缝合后

（朴正国　何锦泉　插图：石安迪）

参考文献

1. 冯晓东,李伟,汤晓雨."红线"理念在单侧唇裂唇红修复中的应用.中国美容医学,2014;16:1325-1327.
2. 付茂东,刁成山,李成华,等.单侧唇裂继发鼻畸形整复的临床研究.中国美容医学,2014;17:1438-1440.
3. 李明,江宏兵,袁华,等.66例双侧唇裂功能性整复的临床疗效观察.上海口腔医学,2014;5:580-585.
4. 刘琼,郑苍尚.单侧完全性唇裂鼻畸形初期整复的研究进展.医学美学美容:中旬刊,2014;12:755-756.
5. 毛小炎,唐世杰,谢思田,等.单侧唇裂手术前后唇鼻部外观变化的数据分析.中国美容整形外科杂志, 2014;12:727-730.
6. 周婷,王同海.Millard法和Tennison法修复单侧完全性唇裂316例比较研究.中国美容医学,2014;9: 722-725.

第十章
面颈部除皱手术

老年皱纹是由于组织、结构老化引起的皱纹松弛及萎缩等组织学、解剖学的改变,一般来说,30 岁后就开始有上、下睑皮肤松弛,外眦部有鱼尾纹,50 岁开始有眼袋出现,鼻唇沟明显,眉间、前额开始有皱纹,50 岁以后上述情况逐步加重,颞、额、颈部皮肤松弛、下垂,60 岁以后面颈部皮肤明显变薄,各部位皮肤松垂,皱纹渐趋明显,80 岁时多数人皱纹已遍布整个面颈部(图 10-1)。

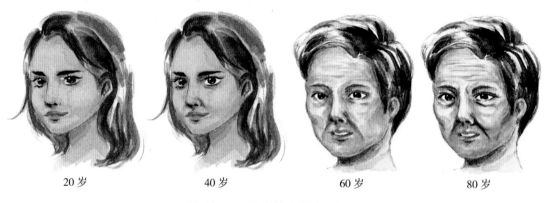

20 岁　　　　　40 岁　　　　　60 岁　　　　　80 岁

图 10-1　不同年龄人群皱纹表现

第一节　除皱术的安全分离平面

根据面颈部解剖特点,三个安全分离平面为皮下脂肪层、SMAS 下层和骨膜下层。

一、皮下脂肪层

全面颈部均可在该层分离除皱,因远期效果不理想,较少采用。

二、SMAS 下层即表浅肌肉腱膜系统

分离平面为:额部在帽状腱膜下面,颈部为颈阔肌下平面。SMAS 层向上过颧弓延续颈浅筋膜,通过颞浅筋膜和帽状腱膜相连,向前上接眼轮匝肌、额肌,向后接耳上肌、耳后肌和帽状腱膜,向下移行为颈阔肌。颧颊区的 SMAS 向前接眼轮匝肌、额肌和口周肌。耳垂下方颈阔肌后缘以

后移行为胸锁乳突肌浅面的颈浅筋膜;耳前SMAS向后融入耳廓、外耳道软骨膜。SMAS分为三个区域:①肌性区域;包括额肌、眼轮匝肌、颧大肌和颈阔肌;②腱膜性区域:包括胸锁乳突肌、耳前区和额区;③混合性区域:位于颧肌下方附近的颊脂肪垫浅面(图10-2)。

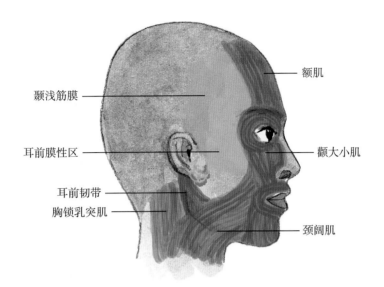

额肌

颞浅筋膜

颧大小肌

耳前膜性区

耳前韧带

胸锁乳突肌

颈阔肌

图 10-2　SMAS 的延伸范围及分区

三、骨膜下分离

该层分离操作复杂、损伤大、术后反应较重。

第二节　除皱术适应证及术式

一、适应证

1. 年龄,50~60岁为宜。

2. 非瘢痕体质。

3. 全身状况良好。

4. 心理状态良好,非更年期综合征。

二、术式

(一) 麻醉

一般采用局部浸润麻醉。

(二) 术式的选择

取决于局部松垂程度和皮肤的部位。一般分以下几种基本方式:额部除皱术、面颈部除皱术、颞部除皱术、中面部除皱术等。可根据情况灵活选用或结合应用。

（三）切口设计

1. 发际切口　沿额颞发际内 0.1~0.2cm 平行切开 6~7cm 以上（图 10-3）。

2. 发际后切口　沿额颞发际后 5~6cm 横行切开。

3. 耳后切口　可设计在颅耳沟的下 2/3，或颅耳沟上方耳廓侧。

4. 耳后切口转沿枕发际斜向下 5~6cm。

5. 耳屏前或耳屏后切口（图 10-4）。

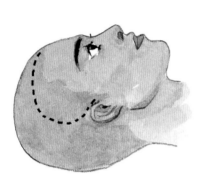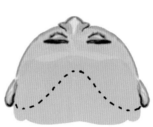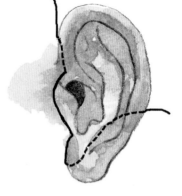

图 10-3　发际切口示意图　　　　　　　　图 10-4　耳屏前 / 后切口示意图

第三节　各种除皱手术

一、额部除皱术

（一）手术目的

消除或改善前额、眉间、鼻根部皱纹，矫治鱼尾纹，矫治眉与上睑皮肤的下垂。

（二）手术步骤

1. 头皮瓣分离　切开头皮及帽状腱膜下疏松结缔组织；额区沿骨膜浅层锐、钝性剥离；颞区在颞深筋膜浅层表面锐性剥离（图 10-5）。

到眶上缘 20cm 时，可切开骨膜，在骨膜下剥离至眶缘、鼻骨表面（图 10-6）。

2. 处理表情肌　将头皮瓣向下翻转，充分暴露眉间鼻根部。切开骨膜，切断或部分切除皱眉肌和降眉肌（图 10-7）。

在眶上缘水平以上，切除 1.5~2.0cm 额肌，注意勿损伤脂肪组织（图 10-8）。

若额肌较薄弱，只需在额肌上做数条横行切口即可（图 10-9）。

3. 拉紧头皮瓣，估计多余皮瓣宽度，沿头皮冠状前沿分 5 点剪开多余的皮肤（图 10-10）。

4. 缝合分 5 点固定缝合，第一点在中央，第二点在眉梢垂直对应处，第三点在眉梢水平对应

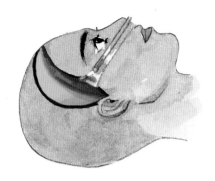

图 10-5　头皮冠状切口

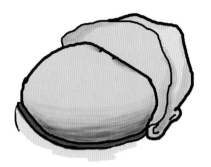

图 10-6　在骨膜下剥离至眶缘、鼻骨表面

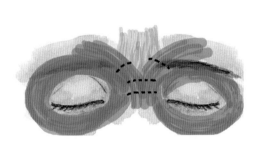

图 10-7　切断皱眉肌及降骨肌

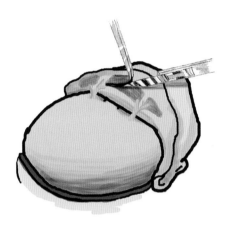

图 10-8　切除 1.5~2.0cm 额肌

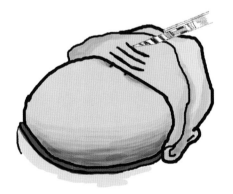

图 10-9　在额肌上做横行切口

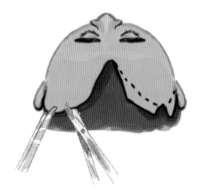

图 10-10　剪开多余的皮肤

处,第四点在眉中点垂直对应处。

张力 1 点最小,2 点最大,3、5 点居中,切除多余的皮肤(图 10-11),缝合,先固定、缝合皮瓣中央部位,再固定缝合两侧(图 10-12)。

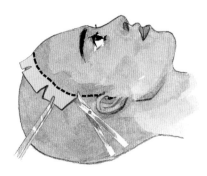

图 10-11 切除多余的皮肤

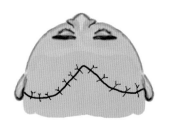

图 10-12 缝合切口

二、颞部除皱术

（一）手术目的

消除或改善颞部、上睑和鱼尾纹的松弛与皱褶。

安全区和危险区的确定：面神经的安全、危险区警戒线是面神经颞支上的体表投影线，即自眉梢外至耳屏前画出一弧线：①耳屏前 1.7cm；②外眦水平 5.1cm；③眉梢水平处 3.5cm；④眉梢垂线上 2.1cm。此线内前为危险区，线后、外为安全区。外眦点外 2.9cm 做半径画弧为眼轮匝肌外缘（图 10-13）。

（二）手术步骤

1. 设计颞部切口线（图 10-14）。沿切口线切开头皮，在颞浅筋膜浅层锐、钝性分离。

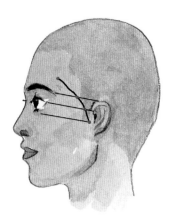

图 10-13 安全区和危险区的确定

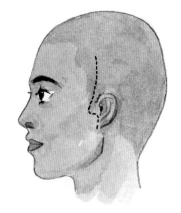

图 10-14 颞部切口线

2. 仔细分离到额肌、眼轮匝肌外缘，离断肌纤维与真皮下的连续，注意勿损伤颞浅动脉（图 10-15）。

在眼轮匝肌外缘做 3~5 针放射状预置缝线，牵拉缝合，借以舒展眼轮匝肌，提高上睑和内眦。在眼轮匝肌外缘外 1cm 处，平行眼轮匝肌外缘半环形切开颞浅筋膜 -SMAS，至颞中筋膜表面（图 10-16）。

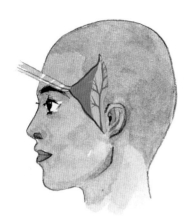

图 10-15 分离到额肌、眼轮匝肌外缘

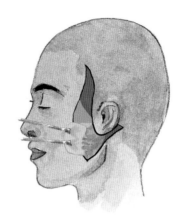

图 10-16 切开颞浅筋膜 -SMAS 层

钝性分离筋膜 - 眼轮匝肌瓣,分离范围 0.5~1.5cm。

3. 将颞浅筋膜 + 眼轮匝肌瓣向外牵拉与对侧切缘对合缝合,折叠缝合筋膜肌肉组织,在外眦水平对应处固定一针,决定外眦高低(图 10-17),拉紧头皮皮肤瓣,对齐后切除多余皮肤,分层缝合(图 10-18)。

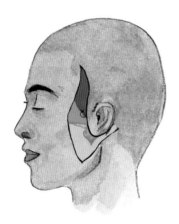

图 10-17 缝合筋膜肌肉组织

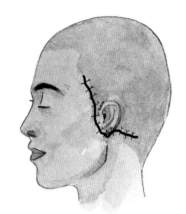

图 10-18 缝合皮肤

三、面颈部除皱术

(一) 手术目的

消除或改善额颞部、下睑和颈部的松垂与皱纹,矫治鱼尾纹与鼻唇沟皱褶。

安全区和危险区的界定:自耳屏前 1.7cm 向前、向下画一轮廓线,其前上即为安全区(图 10-19)。

面神经体表投影及 SMAS 下层安全分离范围:a.1.5~2.0cm;b.3.5~5.0cm;c.3.0cm。

皮下分离范围上部不超越颧骨前方,下部达鼻唇沟,两侧达颌下区,向下达颈横线(图 10-20,图 10-21)。

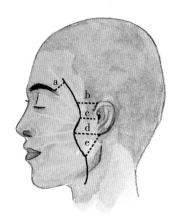
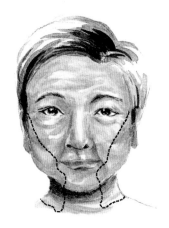
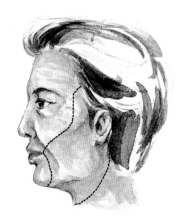

图 10-19　安全区和危险区界定　　图 10-20　切口线设计（正面）　　图 10-21　切口线设计（侧面）

（二）手术步骤

　　沿切口线切开皮肤，在颞、颧、颊区潜行分离。自上而下分别分离到眼轮匝肌外缘、颧肌外缘和鼻唇沟曲线外侧。暴露颞浅动脉和腮腺组织（图 10-22）。

　　在耳前切口前 1cm 处切断 SMAS 附着在耳前的纤维，在颧骨下 1cm 处横行切开腮腺表面，将包膜掀起，剥离至腮腺前缘，形成 SMAS 瓣（图 10-23）。

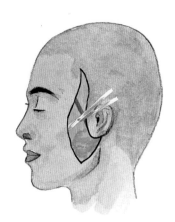
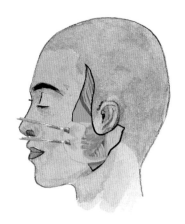

图 10-22　暴露颞浅动脉和腮腺组织　　　　图 10-23　切开腮腺表面

　　继续向下钝性分离，暴露颈阔肌、胸锁乳突肌（图 10-24）。

　　延长、牵开 SMAS 瓣。在颈阔肌深面和颈深筋膜间钝性分离，必要时可分离至颈中部。

　　将 SMAS 瓣向后上方拉紧，在耳前和颧弓下缘重叠固定 3~5 针。在下颌角切开颈阔肌外侧缘，向后上拉紧，做 V-Y 缝合，固定于乳突筋膜上（图 10-25）。

　　向后、上提拉皮肤瓣，根据皮肤多余宽度分别于耳上、耳前、耳后纵行剪开，固定 3 针（图 10-26）。

　　修剪掉多余皮肤，修整皮肤切口，分层缝合（图 10-27）。

（三）术后处理

　　1. 术后用纱布及软垫对所有剥离区加压包扎。

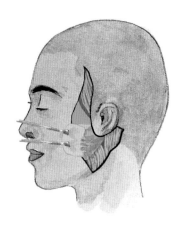

图 10-24　暴露颈阔肌及胸锁乳突肌

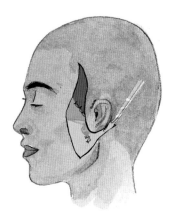

图 10-25　缝合 SMAS 瓣

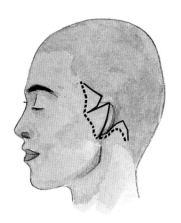

图 10-26　向后向上提拉皮肤瓣

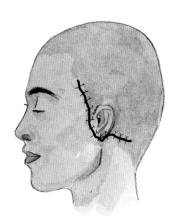

图 10-27　缝合切口

2. 术后 24 小时更换敷料,拔除引流管,继续加压包扎。

3. 术后第 5 天,拆除耳前缝线,7 天拆完缝线。

(柳大烈　何锦泉　插图:石安迪)

参考文献

1. 祝仰东,罗赛,刘洋,等.改良中面部除皱术在临床中的应用.中国美容整形外科杂志,2014;5:307-309.

2. 朱彦凯,刘晶.颞部除皱术联合 A 型肉毒毒素在面部除皱中的临床应用.中国现代药物应用,2015;3:122-124.

3. 谢宏彬,陈育哲,薛红宇,等.内镜额部除皱术结合传统切开法除皱的效果.中华医学美学美容杂志,2014;1:5-9.

4. 胡晓根,马海欢,齐慧颉,等.内镜在额颞部除皱术及术后再次修复中的应用.中华医学美学美容杂志,2014;1:1-4.

5. 杜太超,于波,刘玲,等.眼轮匝肌多点缝扎固定联合颞肌筋膜移植鱼尾纹除皱术.中华医学美学美容杂志,2014;3:177-179.

第十一章
酒窝成形术

酒窝位于口角外侧面颊皮肤上。酒窝的标准位置应为口角向外水平线与外眦向下垂线的交叉点稍偏向内上(图 11-1)。

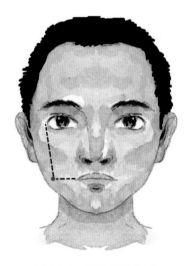

图 11-1　酒窝标准位置

第一节　皮下结扎法

在面部定点处用直针穿透面颊部组织,在口腔黏膜面针孔处作一 3mm 长纵行切口(图 11-2)。

用带细丝线的中间孔针从口内小切口上端刺入,从面颊定点处上端出针(图 11-3)。

从原针孔进针,向下刺入皮下真皮层(图 11-4)。

同上针线路径以原针孔进针并在皮下真皮层潜行分离 3mm,从皮肤定点下端出针(图 11-5),再从下端针孔进针,从口内切口下端出针(图 11-6)。

牵拉丝线,面颊皮肤定点处出现凹窝,在切口内结扎,口内小切口处再缝合一针(图 11-7)。

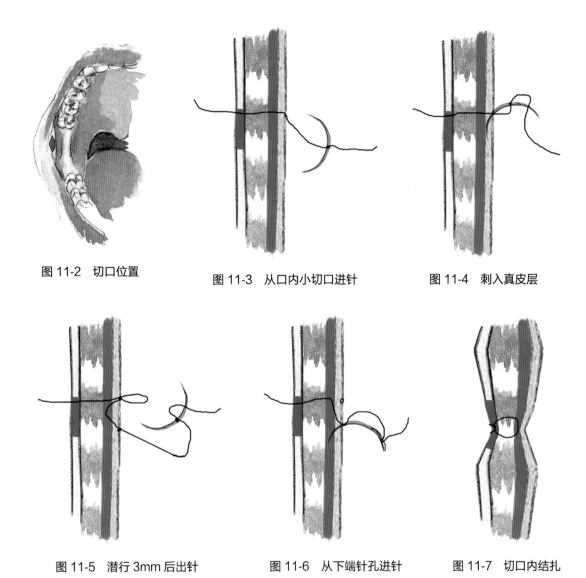

图 11-2　切口位置

图 11-3　从口内小切口进针

图 11-4　刺入真皮层

图 11-5　潜行 3mm 后出针

图 11-6　从下端针孔进针

图 11-7　切口内结扎

第二节　口内切口法

适应证:颊部脂肪较多者。

在定点的口内黏膜上作一 8mm 的横行切口(图 11-8)。

钝行分离切口的深面,露出颊肌纤维。用 Alice 钳提夹一部分肌纤维,用弯剪剪除(图 11-9,图 11-10)。

用小弯针将口内颊黏膜与面颊定点处皮下真皮层缝合一针(图 11-11)。最后,缝合口内创口。

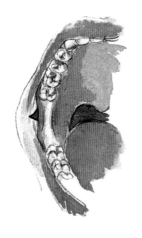
图 11-8　切口位置

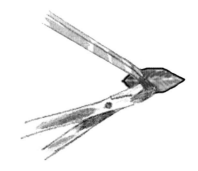
图 11-9　提夹部分肌纤维

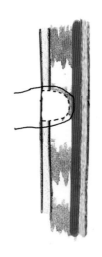
图 11-10　剪除部分肌纤维

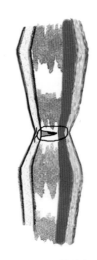
图 11-11　缝合切口

（何锦泉　朴正国　插图：石安迪）

参考文献

1. 胡琼华,王鹏,汪锋,等.酒窝形成外固定器的设计及自然酒窝成形术.中国美容整形外科杂志,2009;4: 206-208.

2. 王硕,叶信海.辅助引线无切口酒窝成形术.中国美容医学,2008;5:672.

3. 肖睿,王拥军,陈素兵,等.改良酒窝成形术.医学美学美容,2014;2:70.

4. 杨光,袁星.口内钻孔酒窝成形术.中国美容医学,1999(3):199.

5. 窦玺,耿素艳.用埋没导引针行酒窝成形术的体会.中国美容医学,2005;2:221.

6. 何茂文,曹玉霞,王爱英,等.特制套针口内穿刺加面部缝合酒窝成形术.中华整形外科杂志,2002;1:61.

第十二章
牙颌面畸形手术

第一节 牙颌畸形的美容手术技术

一、上颌前部截骨术

根据软组织切口设计和截骨入路，一般可分为三种手术方法：①Wassmund 法，此法入路需作四个软组织切口，即上颌唇侧正中切口，两侧前磨牙区垂直切口和腭部黏骨膜正中切口，以大部分唇侧和腭侧黏骨膜为蒂；②Cupar 法：此法从唇侧黏骨膜切口入路，其术后血供来源于腭大动脉供血的腭侧黏骨膜蒂；③Wunderer 法，此法采用腭侧黏骨膜及两侧前磨牙区垂直切口，以唇侧黏骨膜为血供蒂。实验及临床研究结果显示：无论是保留唇侧软组织蒂，还是保留腭侧软组织蒂，都能为术后的上颌前部牙 - 骨块提供足够的血供，因此，这三种手术方法的切口设计均具有足够的安全性。

尽管 Wassmund 手术方法的软组织切口设计为唇腭侧双蒂供血，但视野受限，操作不便，目前在临床上应用最为广泛的是上颌前部折断降下术，它实际上是全上颌骨折断降下术的一个小型版本，是 Cupar 法的改进术式，这种入路可以充分暴露上颌前部唇侧骨面及前鼻棘，折断下降前部骨块后即可暴露腭侧骨面，容易进行骨切开后退或显露上颌前部唇侧骨面及前鼻棘，折断下降前部骨块后即可暴露腭侧骨面，容易进行骨切开后退或上移，也便于行骨间坚固内固定。

（一）适应证

1. 主要用于矫治 Angle Ⅰ类错𬌗的上颌前牙及牙槽骨前突畸形，包括前后向和垂直向的发育过度，患者表现为上唇不能闭合，微笑露龈，前牙超覆盖或深覆𬌗。

2. 配合下颌前部截骨术矫治双颌前突或前牙轻度开𬌗。

（二）术前准备及麻醉

常规完成术前正畸治疗，通过模型外科制作咬合导板及上颌固定唇弓，并准备好骨内固定螺钉及钛板，选择经鼻腔插管全身麻醉下实施手术，最好采取控制血压的方法以减少术中出血。

上颌前部截骨需要拔除两侧第一前磨牙（偶尔拔除第二前磨牙），为后退前部牙 - 骨段提供间隙，可以在术前正畸排齐牙列后，手术前 2~3 个月拔除（图 12-1）。

(三) 手术方法

这里介绍从唇侧入路的上颌前部折断降下法（Cupar 法）。

1. 软组织切口 早期的 Cupar 法切口是在上颌前部黏膜上做一个倒"U"形切口，目前只在唇侧前庭沟做水平切口，不必在拔牙区向下做倒"U"形切口，这样的切口设计使得颊侧的黏骨膜也成为其供血蒂，从而增加手术的安全性，如图 12-2 所示。

在手术开始前先拆除上颌牙列的固定唇弓，从一侧第二前磨牙远中至另一侧第二前磨牙远中，在上颌唇颊侧前庭沟黏膜转折处上方 5~6mm 做水平切口，逐层切开软组织直达骨面。

2. 显露 用骨膜剥离子在骨膜下向上分离黏骨膜，暴露上颌骨前壁，梨状孔外下缘，鼻底，鼻腔侧壁及鼻中隔黏膜，在拔牙区垂直骨切开处，潜行剥离颊侧黏骨膜至牙槽嵴顶（图 12-3，图 12-4）。

3. 截骨 根据 X 线片和术中情况估计好尖牙与第二前磨牙的牙根位置，用小球钻在骨面上间隔少许钻孔标出第一前磨牙区的垂直截骨界限，在尖牙根尖上方至少 3mm 处转向前至梨状孔边缘，用裂钻或骨锯将标记好的骨孔连接在一起，

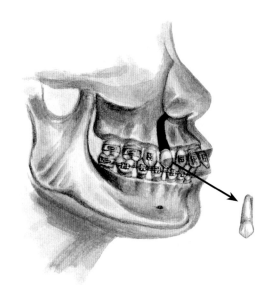

图 12-1 上颌前部截骨示意图

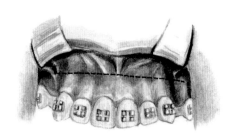

图 12-2 上颌前部截骨的口腔前庭切口

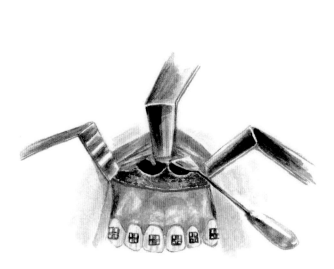

图 12-3 分离黏骨膜

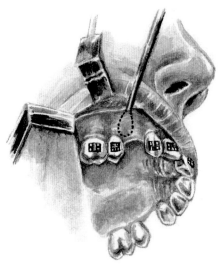

图 12-4 潜行剥离颊侧黏骨膜至牙槽嵴顶

形成两条几乎平行的截骨线,由于上颌骨壁较薄,最好用骨钻切骨,注意不要损伤邻牙牙根,切骨时将左手示指放在腭侧相对应的黏骨膜表面,感受器械切割深度,不要损伤腭侧黏骨膜;切开梨状孔边缘时,用大骨膜剥离器将鼻腔侧黏骨膜隔开,以免损伤鼻腔侧黏膜;在进行第一前磨牙区牙槽骨切开和截骨时,可用小骨膜剥离子向外牵开并保护好此处未被垂直切开的颊侧黏骨膜,用小球钻从上斜向下磨除牙槽嵴顶的骨质,在许多情况下上颌窦将被切开,这不会影响骨块愈合。在对侧以同样方法施术。如图 12-5 和图 12-6 所示。

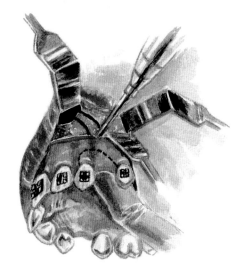

图 12-5　用小球钻在骨面上间隔少许钻孔标出第一前磨牙区的垂直截骨界限

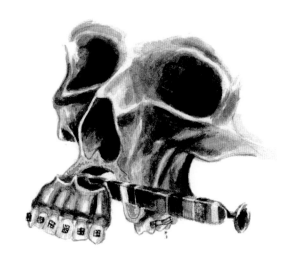

图 12-6　用骨凿凿断前部上颌骨

两侧垂直骨切开完成后,用鼻中隔凿从前鼻嵴处向后凿断鼻中隔软骨连接,不必凿入过深,能显露出腭部骨切开线即可。用骨刀或骨钻分别从两侧垂直骨切口深入,将腭骨水平板完全横行切开,腭中缝处骨质较厚实,可用摆动锯由上向下将其切开,在整个骨切开过程中应始终放置手指于腭侧对应部位,以避免损伤腭侧黏骨膜。

4. 离断　在完成骨切开后,用较宽的骨刀插入两侧骨切开间隙内,轻轻向前撬动,检查所有的骨性连接都已离断,然后用手指将上颌前部骨块向下摇动,若阻力不大,可向下方旋转下降前部骨块,暴露整个骨块的上面及后缘,根据术前模型外科确定的骨质截除位置和范围,在直视下用球钻或咬骨钳去骨修整。如图 12-7 和图 12-8 所示。

5. 骨块就位与固定　将前颌骨段移动至术前设计位,检查是否完全吻合,若咬合导板就位困难,应找出骨干扰所在位置并彻底消除。如果要上移前部骨块,用球钻在骨性鼻底中线部磨出一条相应深度的凹形骨沟,必要时可将鼻中隔软骨下缘适量切除,以免前颌骨上移后引起鼻中隔偏移。

如果前颌牙弓向后就位后与后牙弓宽度不调,可以将前颌骨块从中间劈开,使前后两段牙弓的宽度保持协调,并增加截骨断面的接触面积使前后两段牙弓的宽度保持协调,并增加截骨断面

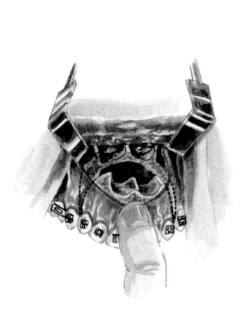

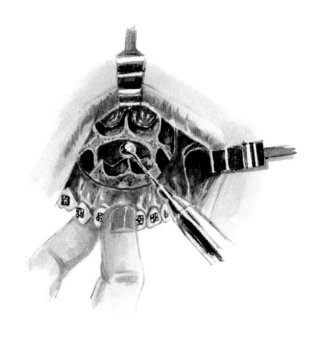

图 12-7 折断降下前部上颌骨　　　　　图 12-8 用球钻打磨修整断面

的接触面积,可用裂钻先在前鼻棘上方正中做一条骨沟,用薄而锐的骨刀由腭中缝处矢状劈开前颌骨,使其从两侧中切口之间分为两块。如图 12-9 至图 12-11 所示。

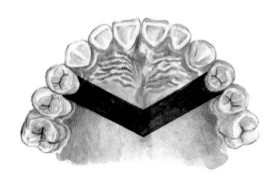

图 12-9 腭侧面观(一)

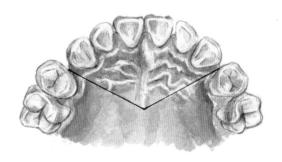

图 12-10 腭侧面观(二)

　　带入咬合导板并用手固定好上下颌位置关系,再将预先在上颌模型上弯制的新的固定唇弓放入上颌牙列的锁槽中,用结扎丝将上颌前后段牙弓固定在一起,随后用橡皮圈或钢丝进行颌间固定,最后选用四孔微型钛板及螺钉在两侧梨状孔边缘行坚固内固定。

　　6. 缝合　将鼻中隔软骨复位并与前鼻嵴缝合固定在一起,彻底冲洗骨创尤其是上颌窦

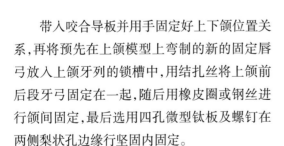

图 12-11 腭侧面观(三)

腔内的骨屑,黏膜水平切口的唇系带处用 V-Y 成形方式缝合。上颌前部骨切开术行坚固内固定后可不必进行颌间固定,必要时通过唇弓上跨越骨切开处的牵引钩,用橡皮圈或钢丝加强固定。

二、Le Fort Ⅰ型截骨术

Le Fort Ⅰ型截骨术是矫正上颌骨畸形的常用术式。其概念是按 Le Fort Ⅰ型骨折线截骨,并使上颌骨折断降下,整体移动上颌骨,矫正前后、垂直及水平方向的畸形。

手术方式及基本步骤

1. 切口　前庭沟切开黏膜,切口不宜过长,以免造成颊脂垫外溢,同时增加上颌后部软组织蒂,保证骨块充分血运(图 12-12)。

2. 分离　紧贴骨面分离上颌骨的前外侧黏骨膜,显露前鼻棘、梨状孔边缘,向后紧贴骨面分离到翼上颌连接。仔细分离鼻底及鼻侧壁的黏膜,防止造成穿孔,分离过程中如发现出血,可用小块纱布填塞压迫止血,如图 12-13 所示。

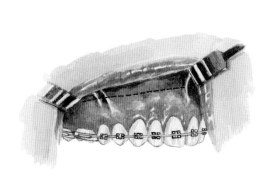
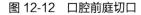
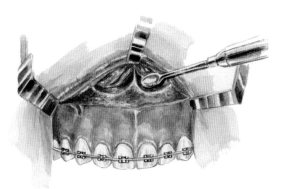

图 12-12　口腔前庭切口　　　　图 12-13　分离上颌骨的前外侧黏骨膜

3. 截骨　按术前设计的截骨线,以矢状锯或来复锯从梨状孔边缘截开至颧牙槽嵴,再用来复锯截断颧牙槽嵴以后的骨板。在保护好鼻腔外侧壁黏膜勿穿通的条件下,自上颌骨截骨缝中插入薄骨刀,凿开上颌窦内壁,用鼻中隔骨凿凿断鼻中隔,弯薄骨刀凿断翼突上颌连接(图 12-14),用上颌骨复位钳使上颌骨下降折断。

4. 移动和固定　按术前设计,用上颌骨钳将上颌骨晃动至松动,用力牵引到设计位置,充分就位于咬合导板上,颌间牵引。以小钛板螺丝在梨状孔边缘及颧牙槽嵴处固定。

三、改良 Le Fort Ⅰ型截骨术

U 形 Le Fort Ⅰ型截骨术是将截骨术改良为在两侧眶下缘和上颌骨前壁作倒 U 字形截骨线,当上颌骨前移时,可改善上颌后缩同时伴有上颌骨前壁及眶下缘发育不足的畸形。马蹄形 Le Fort Ⅰ型截骨术解决了常规 Le Fort Ⅰ型截骨术上颌向上移位过大而使鼻腔缩小,影响呼吸道通畅的问题。Le Fort Ⅰ型截骨时,通过唇颊侧截骨缝隙在腭侧水平骨板作马蹄形截骨,注意保证腭侧黏膜的完好,以免影响移动骨块的血运。使上颌移动时,腭侧水平骨板不移动而保证鼻腔体积不缩小(图 12-15)。

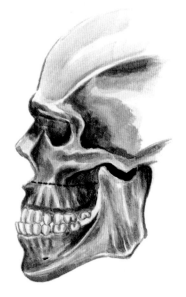

图 12-14　Le Fort I 型截骨线

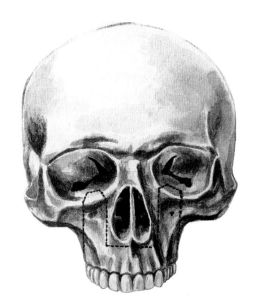

图 12-15　改良 Le Fort I 型截骨术（V 型）

四、Le Fort II 型截骨术

Le Fort II 型截骨术其截骨线与 Le Fort II 型骨折线相当,包括鼻骨、上颌骨额突、部分眶内壁和眶下缘内侧部。此类手术较 Le Fort I 型截骨操作难度大,并发症多,要求手术操作的要点和程序准确,选择好适应证。

手术方式及基本步骤

1. 切口　手术进路基本有两种方式,一种为头皮冠状切口加口内切口,若眶下区暴露不好可加睑缘皮肤切口。另一种为鼻根弧形小切口(或内眦部斜行切口)加口内切口。

2. 截骨　先用薄骨刀自鼻额缝处截骨,骨膜剥离器剥出内眦韧带并使泪器保护推向前方,骨刀自鼻额缝截骨线横向截开越过眶内缘,继而转向下自泪沟后方截开眶内侧骨板,并在眶下孔内侧截断眶下缘。自口内切口以矢状锯将眶下缘截骨线向下延续至梨状孔下缘水平,继而转为水平走行,越过颧牙槽嵴下端向后至翼上颌连接(图 12-16)。弯骨刀截开翼上颌连接。薄骨刀凿断筛骨垂直板和犁骨,方向对准上颌后棘即硬软腭交界处,如凿骨方向及深度有误差易造成硬脑膜损伤和误伤颈椎和气管。

3. 移动和固定　用上颌钳夹住上颌骨的鼻腭面逐渐用力摇动,同时自鼻额缝处以骨刀撬动,用力向前方牵引

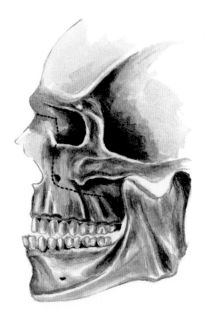

图 12-16　Le Fort II 型截骨线

到应矫正的位置,完全就位于咬合导板,用小钢板螺丝在鼻额缝及颧牙槽嵴处固定,同时行颌间结扎。

第二节　下颌骨截骨术

适应证:下颌前突、下颌后缩或小下颌畸形及不对称性下颌畸形。

一、下颌升支截骨术

1. 手术切口　自口内下颌升支前缘中点稍偏颊侧,沿升支外斜线方向切开黏骨膜,切口下端至第一磨牙颊侧。

2. 剥离与暴露手术野　用骨膜分离器从升支内外侧骨膜下剥离,外侧只限于咬肌附丽前方,内侧剥离时应仔细注意保护下齿槽神经束,继续剥离下颌孔上方骨膜,并用弯剥离器剥至升支后缘。

3. 矢状劈开下颌支　升支前缘纵行矢状锯锯开,内侧在下颌小舌上方 1.0cm 处使用横行来复锯截断内侧骨板,其前端与升支前缘矢状截骨线相连,升支前缘劈开线下端斜向外下方,在第一、二磨牙之间外侧骨板上垂直截骨。然后自升支前缘进入,使用升支劈开器将升支纵形劈开(图 12-17,图 12-18)。

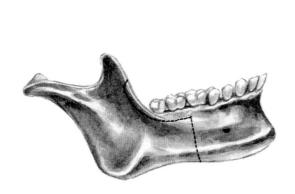 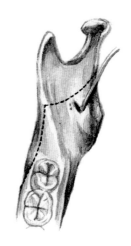

图 12-17　下颌骨矢状劈开　　　　　图 12-18　下颌升支矢状劈开截骨术

4. 截骨块移动和固定　如下颌升支矢状劈开充分,移动骨块可以非常自如,按咬合导板重建新的咬合关系后,可在升支前下方以微型钢板固定,也可以劈开后不做固定而靠颌间牵引固定。

二、下颌体部截骨术

下颌体部截骨术可治疗多种下颌骨畸形,截骨可经拔牙部位、无牙间隙或两邻牙之间进行。

由于可做骨间固定,疗效较为稳定。

常见手术方式:

(一) 矫正下颌前突的体部截骨术式

通常是在颏孔前方切除骨质,避免损伤颏神经,拔除第一前磨牙去骨。单纯下颌前突不伴有开𬌗者,切除一矩形骨块。伴有开𬌗者需切除一楔形骨块,旋转后移前部骨段关闭开𬌗(图 12-19,图 12-20)。还可将截骨线设计为梯形,去骨后向后滑动,以增加两骨段之间的接触面(图 12-21,图 12-22)。如截骨部位设计在颏孔之后,则应先去除截骨处骨皮质,找出下牙槽神经加以保护,再行去骨移动。

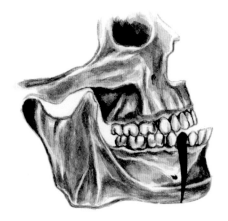

图 12-19 下颌骨体部截骨

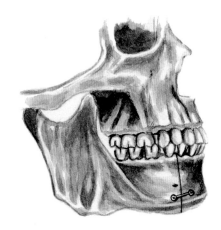

图 12-20 下颌体部楔形截骨术

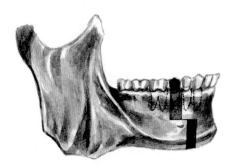

图 12-21 下颌骨梯形截骨

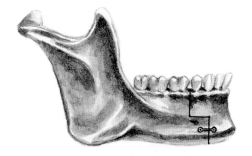

图 12-22 下颌体部梯形截骨术

(二) 矫正下颌后缩的体部滑行手术

手术方式与体部梯形截骨术基本相同,需注意的是水平截骨线要足够长,以便截骨块向前移动后,两骨段有足够的接触面,截骨前移后的间隙需植骨。如手术中有可能损伤下牙槽神经,也需先去骨皮质,解剖出下牙槽神经并对之加以保护。

三、颏成形术

鼻颏关系对于重建协调统一的颜面有着重要的意义。恢复正常的颏外形及位置是正颌外科技术中不可缺少的一部分,而且颌骨发育畸形的患者往往都存在颏部与整个面部形态的不协调。颏成形术以水平截骨成形术应用较多,有颏前移术、颏后退术、颏缩短术、颏延长术、颏偏斜矫正术。这些颏成形术基本上是采用不同形式的下颌骨颏部水平截骨来完成的,手术采用口内途径,术后面部无瘢痕,美容效果好。

颏成形术包括矫治颏部发育过度、不良以及颏部偏斜等涉及颏部前后、左右及上下等三维方向异常的多种手术方式,本章主要介绍以下颌骨颏部舌侧口底肌肉为供血的水平骨切开颏成形术,也是目前矫治各类颏部形态异常的最常用术式。

（一）**适应证**

1. 前移颏部,矫治颏后缩畸形。

2. 后退颏部,矫治颏前突畸形。

3. 增加颏部高度,矫治颏垂直向发育不足。

4. 缩短颏部高度,矫治颏垂直向过长。

5. 增加颏部宽度,矫治颏左右径不足。

6. 旋转颏部矫治,颏偏斜等不对称性畸形。

7. 与其他正颌外科手术配合,矫治复杂牙颌面畸形。

（二）**手术方法**

1. 麻醉　经鼻腔气管插管全身麻醉。

2. 体位　仰卧位。

3. 软组织切开与显露　软组织切口设计应保证术野和颏神经的充分显露,切口前份位于下唇前庭沟外侧至下唇上缘之间的黏膜内并避开下唇系带,切开黏膜后,沿口轮匝肌前面将刀片稍斜向后下切开颏肌和骨膜,于骨膜下向下剥离软组织直达下颌下缘显露颏部前方骨面,继续向后剥离,显露颏孔位置并保护好颏神经血管束,在预计骨切开线的上方骨面应保留一定量的颏肌组织,为手术结束时顺利关闭切口创造条件(图 12-23)。

4. 骨切开与骨块移动　骨切开线的设计要避免伤及下牙槽神经血管束及保证颏孔的完整性。术前仔细研读 X 线片上的下颌管影像,基于审美考虑,水平骨切开线中点应位于颏前点稍上方,骨切开后形成的颏部骨块应具有相当体积,其高度在中线处通常为 15mm 左右。用往复锯沿骨沟向深部进行切割直至将舌侧骨板完全切开,如图 12-24~图 12-27 所示。

当颏部骨连接被完全离断后,参照垂直定位线,用 Kocher 钳夹持切开后的颏骨块逐渐前移,操作中应避免暴力拉伤颏部骨块舌侧软组织蒂,否则会影响血供和骨段间的愈合。

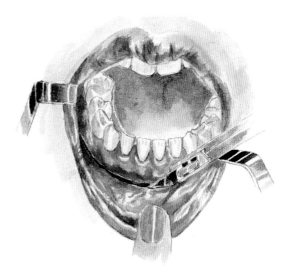

图 12-23　软组织切口

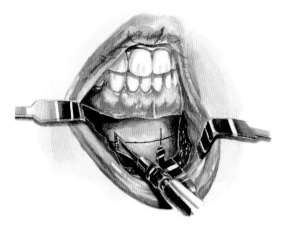

图 12-24　用矢状锯做垂直定位线

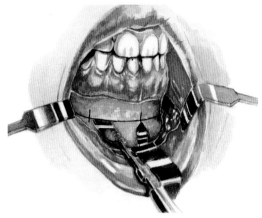

图 12-25　用来复锯沿水平截骨线切割

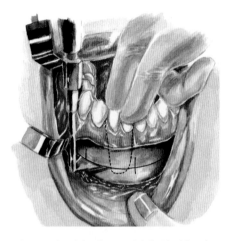

图 12-26　置手指于舌侧感受切割深度

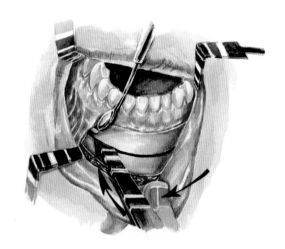

图 12-27　用骨刀深入切开间隙检查骨切开情况

5. 固定　颏部骨块的前移距离一般不超过下颌骨颏部正中联合处的骨质厚度,以免前移骨块后在颏部正中失去骨间接触,导致固定不稳和愈合延迟(图 12-28,图 12-29)。

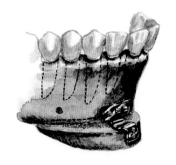

图 12-28　用钛板固定

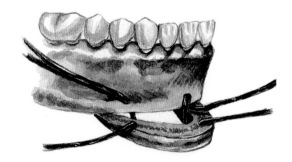

图 12-29　用钢丝固定

6. 缝合　一般分两层缝合,即颏肌组织和口腔黏膜的对位缝合,缝合应仔细确定唇中线,正确对位缝合,以免术后造成下唇形态异常。

7. 加压包扎　加压包扎的目的在于促进手术操作中游离掀起的软组织瓣与骨面的贴合,减少死腔和血肿的形成,有利于术后愈合。加压敷料一般保持 5~7 天即可拆除(图 12-30)。

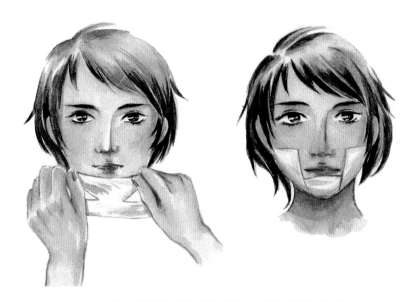

图 12-30　用弹性敷料对颏唇沟及下颌下缘加压包扎

(朴正国　何锦泉　插图:石安迪)

参考文献

1. 陈磊,吴高义,刘彦普,等.正畸拔牙联合正颌手术矫治严重骨性 Ⅲ 类错𬌗畸形.中华口腔正畸学杂志, 2012;1:46-49.

2. 段银钟,谭家莉,陈磊,等.常见正颌手术后咬合关系的维护和调整.华西口腔医学杂志,2011;2:173-174.

3. 郭继,张海霞,张鹏,等.牙颌面畸形患者的人格特征分析.现代生物医学进展,2014;21:4156-4159.

4. 郭继,张海霞,张鹏,等.牙颌面畸形患者心理特征的研究进展.医学综述,2014;16:2951-2953.

5. 韩冰,许天民.正畸 - 正颌手术联合治疗严重骨性Ⅲ类错𬌗畸形.中华口腔正畸学杂志,2010;4:218-222.

6. 张桦,杜越英.拔牙与非拔牙的骨性安氏Ⅲ类双颌手术前后的硬组织变化.中国口腔颌面外科杂志, 2011;4:323-326.

7. 黄立,柳稚旭,张雷,等.改良双侧下颌支矢状劈开术固定法在矫正面部不对称畸形中的初步应用.中国口腔颌面外科杂志,2014;1:30-34.

8. 郑敏谦,张端强.成人严重骨性Ⅲ类错𬌗正畸 - 正颌手术联合矫治临床研究.福建医科大学学报,2011;4: 295-298.

9. 曹丽霞,刘怀勤,徐扬,等.正颌外科手术矫治牙颌面畸形的临床应用.中国美容医学,2009;11:1620.

10. 夏碧清,王旭东.偏颌畸形及其正颌手术对颞下颌关节的影响.口腔颌面外科杂志,2009;2:140-144.

11. 李阳,曲卫国,马卫东,等.正颌外科手术矫治牙颌面畸形的临床回顾性研究.现代口腔医学杂志,2009; 3:249-251.

12. 孙应明,王晓波,李新军,等.三维硬组织手术预测和模拟系统在正颌外科手术中的初步应用.临床口腔医学杂志,2009;3:178-180.

13. 杨一可,李祖兵,东耀峻,等.同期手术矫治双颌畸形 76 例.中华整形外科杂志,2007;4:345-346.

14. 杨学文,东耀峻.坚强内固定技术在正颌手术中的应用.口腔医学研究,2003;4:284-286.

15. 范雪兰,米丛波,郭艳丽.正颌外科手术患者的术前及术后护理.中国医药导报,2009;3:95.

16. 唐正龙,王兴,伊彪,等.正颌外科手术中出血量和术后肿胀程度的多因素相关性研究.贵阳医学院学报,2008;6:610-613.

17. 王茜,王涛,宋锦璘,等.牙颌面畸形治疗中正畸与正颌手术的共生作用.重庆医学,2008;5:476-477.

18. 张乃君,梁晓君.正颌外科手术控制性降压麻醉的应用.天津医药,2008;8:650.

19. 赵军,白宇明,陈刚.成人双颌前突正畸或正颌治疗判别方程的研究.人民军医,2006;6:326-328.

20. 李东,白宇明,段银钟,等.双颌前突患者正颌手术及拔牙矫治的软组织变化分析.第四军医大学学报,2004;18:1704-1706.

21. 蔡鸣,沈国芳,郁春华,等.骨性Ⅲ类错𬌗畸形患者正颌手术前后咀嚼肌功能变化的初步研究.中国口腔颌面外科杂志,2005;1:10-14.

22. 伊彪,王兴.现代正颌外科基本手术及操作要点.中华口腔医学杂志,2005;1:4-6.

23. 王大章.正颌外科手术的并发症及其防治.中华口腔医学杂志,2005;1:16-18.

24. 赖文莉,山田一寻,花田晃治,等.下颌前突伴偏位患者正颌外科手术后的长期稳定性探讨.四川大学学报:医学版,2003;1:104-108.

25. 曾融生.正畸和正颌手术联合矫治牙颌畸形.中华口腔医学杂志,2000;3:174-176.

26. 曾融生,杨小平,王大为.正畸和正颌手术联合矫治下颌前突畸形.中山医科大学学报,2001;2:144-146.

第十三章
下颌骨肥大、颧骨美容手术技术

第一节 下颌角截除术

无论是下颌骨肥大,还是下颌角肥大或者咬肌肥大,都可以用手术的方法矫正,但整形手术不能治疗由于下颌弓宽大或者腮腺肥大而造成的面下部宽大。因此,下颌角截除术作为一种颌面美容外科手术,不单是将突出的下颌角截除,还要求重新形成的下颌角具有协调自然的轮廓,使面部在正侧面外观都符合特定的审美要求。

目前行下颌角截除术,均采用口内入路。随着各种颌骨手术动力系统与冷光源照明系统的引入与应用,经口内进路完成下颌角截骨术变得更加容易和安全。

(一) 适应证

下颌角截骨术适合于国字脸和下颌骨外翻增厚等不符合美学标准脸型的矫正。

(二) 术前准备

1. 术前应拍摄 CT 或下颌骨曲面 X 线片 通过检查可以观察下颌的尺寸,了解下颌角截除手术的可行性,并能清楚了解手术后的下颌骨将来是否能够承受得起意外冲撞所造成的影响。通过观察下颌骨的曲面 X 线片还可以了解下颌管的径路和下颌角的截骨线。

2. 术前需要评估记录患者面神经的功能状态。

3. 在手术前晚和手术当天早上,用漱口水漱口。要求漱口 10 分钟。

4. 术前就应该告知患者术后相关注意事项。

5. 手术前做好体格检查和相关记录。

6. 术前常规预防性使用抗生素。

(三) 麻醉方法

一般首选经鼻腔气管内插管法麻醉,如不可行则选择经口腔插管。辅助麻醉用 0.1% 利多卡因和 1∶100 000 肾上腺素局部浸润麻醉至骨膜层,以减少手术区的出血。从颈部和下颌角的后下麻醉下颌支的后界、内侧面、下颌骨的下缘(15ml)。通过龈颊沟进行下颌骨外侧面的麻醉(15ml),通过口底麻醉下颌骨内侧骨膜下(10ml)。

(四) 下颌角截骨手术方法

用 10 号圆刀片切开黏膜(图 13-1),切口沿着下颌骨前界的牙槽嵴通过龈沟,切口处应有至少 1.5cm 的黏膜附着于牙龈。切口从下颌升支前缘的中点开始到第一磨牙处结束,切开向下分离达骨膜(图 13-2)。识别颏神经孔以预防颏神经损伤。在进行下颌下缘截骨时要注意识别下颌管。剥离下颌支外缘和后部的骨膜。下颌角处由于咬肌腱的附着,使得剥离比较困难。应用下颌骨下缘剥离器就容易剥离下颌骨下缘的骨膜。使用 Obwegeser 下颌下缘拉钩和下颌垂直截骨拉钩拉开面颊,用两个拉钩充分暴露手术视野。

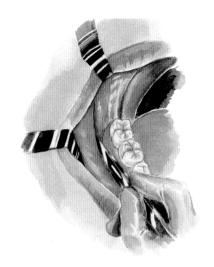

图 13-1　口内黏膜切口

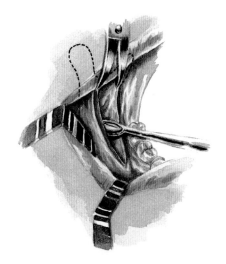

图 13-2　在骨膜下剥离显露下颌骨外侧面

在下颌骨上沿下颌缘走行标记截骨线,用摆动锯进行下颌角切除(图 13-3)。不可切得过深以免大量出血。下颌角完全游离后,用骨镊夹出切除的下颌角。

在下颌角切除手术后可能会在截骨部位产生一个新的截骨尖角,可以用旋转磨钻打磨或者沿下颌下缘再进行截骨(图 13-4),形成圆滑的过渡。手术的每一步都要考虑两侧对称问题。应用大量生理盐水进行冲洗,伤口关闭前再次进行止血。放置负压引流管与黏膜缝合固定。口腔

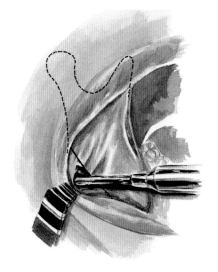

图 13-3　用摆动锯截除肥大的下颌角

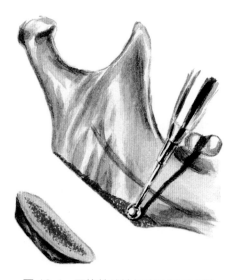

图 13-4　用旋转球钻打磨边缘至光滑

内切口用3-0可吸收线连续水平褥式缝合,引流管末端接负压管,用敷料纱布覆盖下颌角,弹力绷带包扎,唤醒患者,手术结束。

(五) 术后护理

保持呼吸道通畅,应及时处理呕吐物,吸引器随时吸引唾液和清理呼吸道。患者半卧位,仔细观察是否有出血和处置形成的血肿。术后2~3天,24小时引流量小于5~10ml时,可拔除引流管。一周内进流食。餐后需及时用清水或过氧化氢溶液漱口。

(六) 术后恢复

绷带紧张压迫可能会导致憋闷。流唾会持续几天,口唇和面颊肿胀术后会持续7~10天,术后3周患者可能才恢复体能。术后1周,就可以进行咬合和咀嚼,但是仍有轻微的疼痛。

(七) 并发症及其防治

1. 不对称畸形　由于截骨手术大多在盲视或半盲视下进行,所以很难做到两侧截骨量的完全一致。

2. 第二下颌角　在直线型截骨时,原下颌角角度越小或截骨量越大就越容易造成截骨后下颌下缘棱角的出现,故称之为“第二下颌角”。通过弧线型截骨或者直线截骨后边缘加以打磨可以避免这种情况的发生。

3. 血肿　最容易在术后引起血肿的原因是术中损伤了下牙槽神经血管束。合理设计截骨线的位置是预防下牙槽神经血管束损伤的关键。一旦术中发现截骨部位血如潮涌,基本可以确定是损伤了该神经血管束,应立即填入明胶海绵并压迫止血,出血控制后调整截骨线位置或方向,术后留置闭式引流,加压包扎,密切观察引流量。

4. 口角歪斜　部分患者在术后出现一侧口角歪斜的情况,但大多数在面部肿胀消退后症状缓解或消失。

5. 口周皮肤、黏膜损伤　由于拉钩牵拉压迫或电锯灼磨,口角周围的皮肤和黏膜受损,引起口角疼痛。愈合后不留瘢痕。在术中可以在口周涂抹足量的油膏润滑,并衬垫纱布保护。

6. 呼吸困难　最常见的原因是包扎过紧或部位不当。可在颏下正中将外敷料剪一刀,松弛颈部的包扎压迫。还有一种原因是咽喉部肿胀,除给予吸氧、地塞米松10mg静脉滴注外,更应密切观察患者的生命体征,有条件可给予氧饱和度监测。

7. 感染　下颌角截骨手术后发生感染的情况并不多见。最常见的感染原因还是血肿继发的,因此预防血肿形成是预防术后感染的关键。

8. 张口受限　部分患者在消肿后仍然诉嘴张不大,这可能是咬肌失去附着点而造成的咀嚼肌群动力平衡失调引起的;少数也可能是手术牵拉造成的颞下颌关节功能紊乱引起的。一般在术后通过咀嚼功能锻炼都能恢复,若长期不愈,则应请口腔颌面外科会诊,检查颞下颌关节。

9. 下颌骨骨折　在截骨时,偶尔会遇到截骨线处出现意外的骨折线,造成下颌升支或下颌体部的骨折,此时应果断改变手术方案,并在骨折处用钛板固定,无条件的单位,可以采用颌间结扎固定。

第二节 颧骨美容手术技术

一、颧骨增高术

（一）适应证

1. 双侧全部发育不足所致颧骨后缩及塌陷畸形。

2. 第一、二鳃弓综合征导致一侧颧骨发育过小。

3. 儿童期颧部肿瘤放疗后及软组织发育迟缓导致颧骨过小，软组织过薄。

4. 外伤后颧骨塌陷畸形。

5. 部分面中份严重发育不足及长面综合征患者。

（二）自体骨或骨代用品植入

如图 13-5 所示。

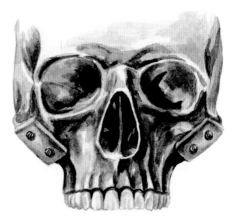

图 13-5 将骨块贴附式植入颧骨表面并固定

（三）手术入路及步骤

1. 采用上颌前庭沟入路

（1）先用亚甲蓝标出全部需增高的位置和范围。

（2）切取大小、厚薄和形态合适的自体骨，做适当修整塑形，骨代用品可在体外预先成型至所需形态。

（3）切开及剥离：在口内尖牙至第一磨牙前庭沟处切开黏膜，向上分离至颧骨表面。

（4）若为自体骨植入，一般需将植入骨块与下方颧骨体用螺钉进行固定，可顺皮肤纹理作一条 3mm 长的小切口，以方便贴附式植骨块的固定。

（5）用生理盐水冲洗伤口，彻底止血后，缝合伤口。

2. 眶下缘切口入路

（1）在眶下缘距下睑缘 2~3mm 处作一长 2~3mm 与眼轮匝肌平行的弧形切口，外眦侧斜向外下。

（2）切开皮下组织，剥离眼轮匝肌到眶下缘骨膜，切开骨膜后沿标定移植范围剥离出移植腔隙，勿作过度剥离以免腔隙过大植入体移位。

（3）将骨块或骨代用品植入腔隙内。

（4）用生理盐水冲洗伤口，彻底止血后，缝合伤口。

3. 假体植入 手术方法：

（1）先用亚甲蓝在颧部皮肤上标出需要增高的位置和范围。

（2）在口内一侧前庭沟切开黏膜，分离至颧骨表面。

（3）将假体施行后观察整复效果，雕刻修整假体，形态满意后保持植入体位置稳定。

(4) 缝合切口,面部用弹性绷带包扎 5~7 天,10 天拆线。

二、颧骨颧弓减低术

(一)经口内颧骨磨削术

1. 先用亚甲蓝在全部皮肤表面标出需要磨削减低的颧骨颧弓的位置和范围。

2. 切开口腔前庭沟一侧的黏膜,分离至颧骨表面,保护眶下神经血管束。

3. 应用各种磨削工具根据标出的位置和范围进行仔细打磨。

4. 用生理盐水冲洗伤口,彻底止血后,缝合口内伤口。

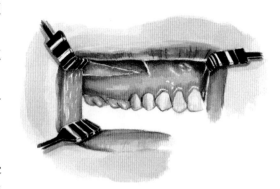

图 13-6 黏膜切口示意图

(二)经口内 - 耳前切口截骨术

经口内上颌前庭沟入路将颧骨颧弓连接处截除一段骨块,并通过耳前皮肤切口将颧弓根部折断,使颧骨颧弓向内压低移位以减低其突度。主要适用于颧骨颧弓突出明显,尤其是颧弓段突出者,能同时矫治前后向和左右向颧骨颧弓发育过度。

1. 在口内一侧前庭沟切开黏膜、黏膜下层及骨膜(图 13-6)。

2. 用骨膜剥离器在骨膜下进行分离,暴露颧骨的眶下缘、眶外侧缘、颧牙槽嵴和颧骨的颞突。

3. 从颧牙槽嵴与颧骨体交汇处用来复锯在颧骨颞突根部做一条骨切开线(图 13-7),根据需要在此截骨线后方 3~5mm 再平行做一条骨切开线,将两条骨切开线之间的一段骨块取出(图 13-8)。

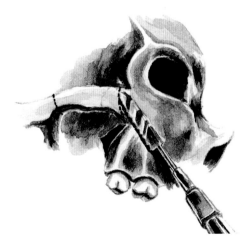

图 13-7 用来复锯截骨

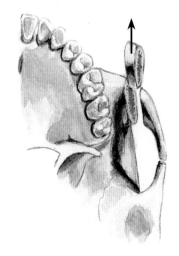

图 13-8 颧骨颧弓截骨减低术示意图(一)

4. 在耳屏前颧弓根部做一条 1.5~2cm 的皮肤切口,避开颞浅动脉钝性分离达颧弓表面,用裂钻或矢状锯将颧弓根切断(图 13-9)。

5. 将颧弓向内向下推压就位,外形满意后用微型钛板进行内固定(图 13-10)。

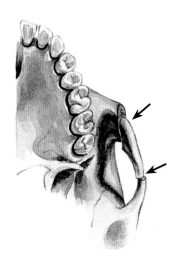

图 13-9　颧骨颧弓截骨减低术示意图(二)

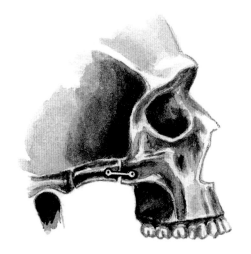

图 13-10　用微型钛板固定

(朴正国　柳大烈　何锦泉　插图:石安迪)

参考文献

1. 尹琳,刘剑锋,俞冰,等.Medpor 在颧骨颧弓低平畸形矫正治疗中的应用.中国美容医学,2009;1:43-44.

2. 黄锦华,张强,郭军,等.钢丝结扎固定颧骨颧弓整形术稳定性研究.中国美容医学,2013;18:1852-1855.

3. 张强,郭军,李澄,等.颧骨颧弓联合下颌角整形术后口颌肌群形态变化的研究.中华整形外科杂志,2014;4:258-261.

4. 张元龙,陈光平,王娟.口内小切口盲视下颧骨颧弓降低术.中国美容整形外科杂志,2011;4:199-201.

5. 赵雅雄.耳后入路下颌角截除术的应用.中华医学美学美容杂志,2010;2:132-133.

6. 王海木.口内入路小切口颧骨颧弓缩小整形 48 例.中国美容整形外科杂志,2012;11:673-674.

7. 杨君毅,徐海淞,穆雄铮.改良的面部轮廓整形术在临床中的应用.中国美容整形外科杂志,2010;10:583-586.

附　录
手术照片图

仅收录本文作者主刀手术的部分照片,括号内姓名为照片提供者。

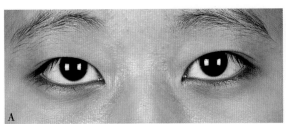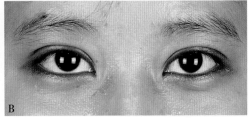

附图 1　重睑术(南华)

A. 术前　B. 术后

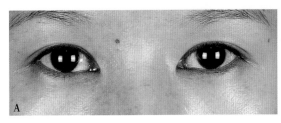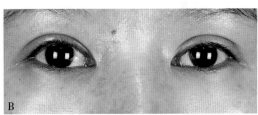

附图 2　重睑术(南华)

A. 术前　B. 术后

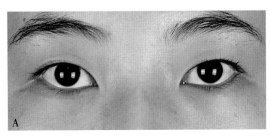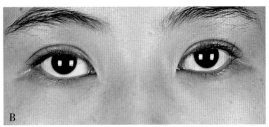

附图 3　重睑术(南华)

A. 术前　B. 术后

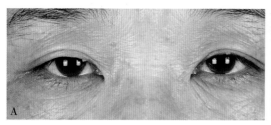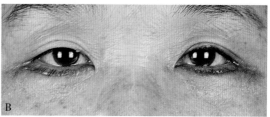

附图 4　眼袋成形术（南华）

A. 术前　B. 术后

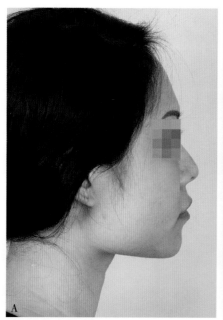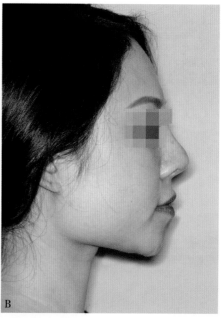

附图 5　隆鼻术（朴正国）

A. 术前　B. 术后

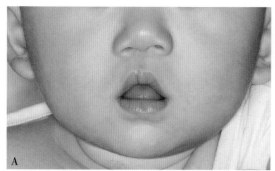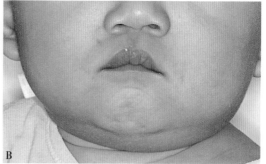

附图 6　微小型唇裂整复术（朴正国）

A. 术前　B. 术后

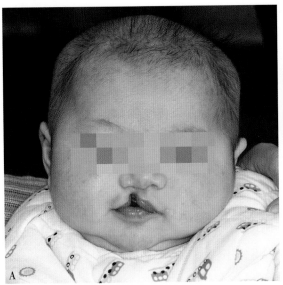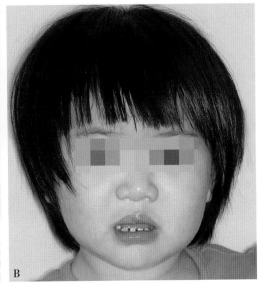

附图 7　单侧唇裂整复术（朴正国）

A. 术前　B. 术后

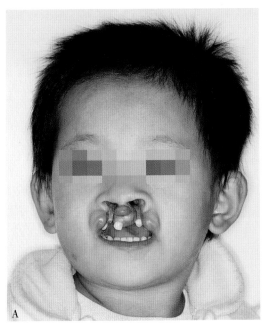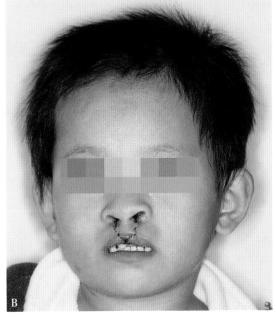

附图 8　双侧唇裂整复术（朴正国）

A. 术前　B. 术后

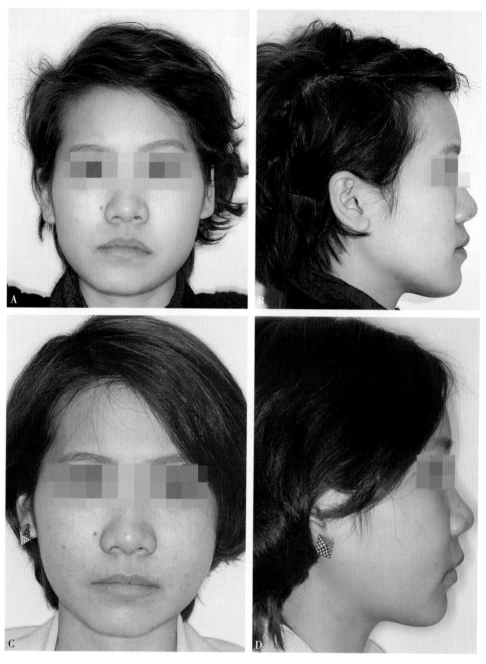

附图 9　正颌手术（朴正国）

A，B. 术前　　C，D. 术后

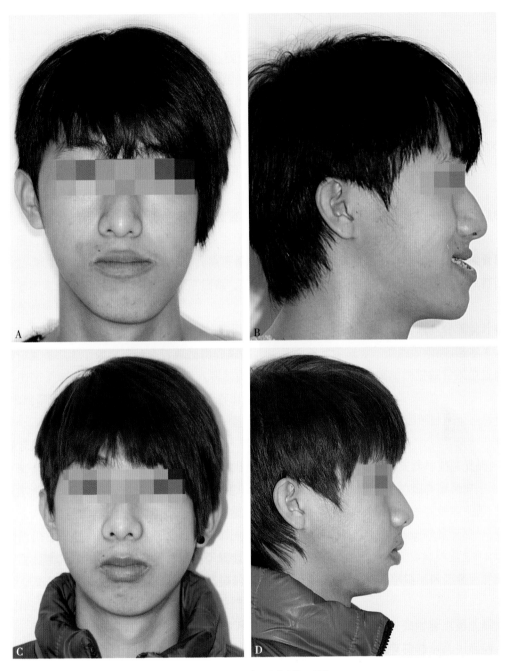

附图 10　正颌手术（朴正国）

A,B. 术前　　C,D. 术后

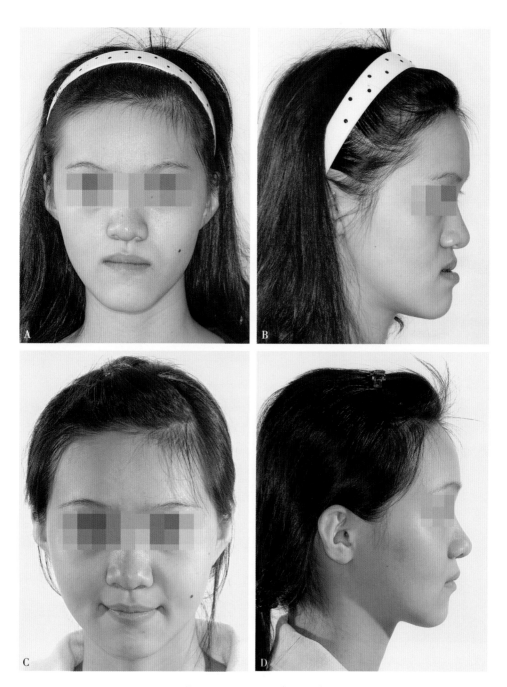

附图 11　正颌手术(朴正国)
A,B. 术前　C,D. 术后

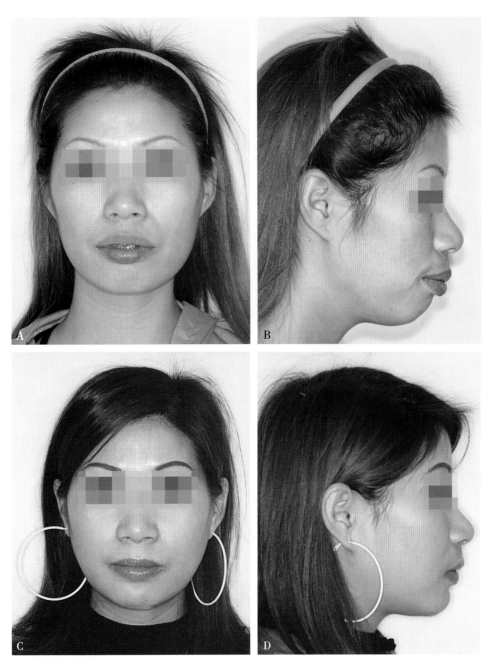

附图 12　正颌手术（朴正国）

A,B. 术前　C,D. 术后

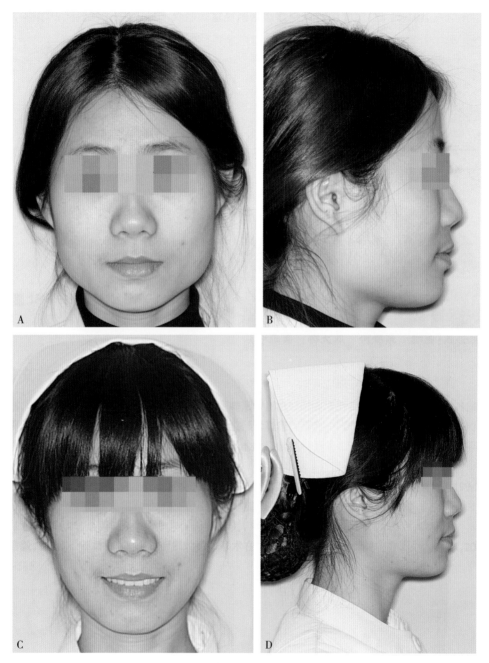

附图 13　下颌角截除术(朴正国)

A,B. 术前　　C,D. 术后

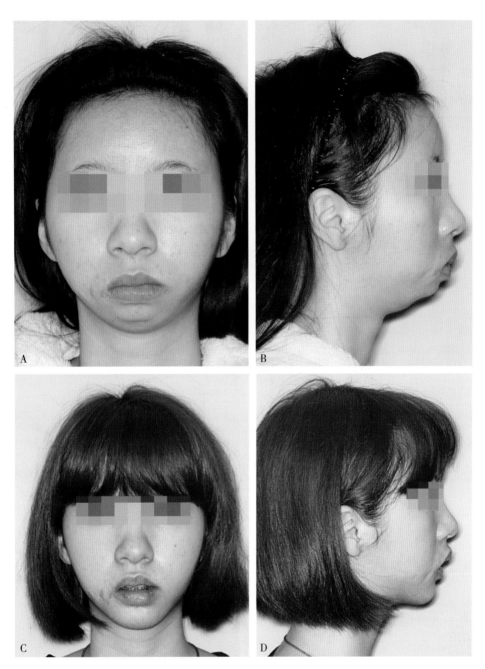

附图 14 颏成形术（朴正国）

A,B. 术前　C,D. 术后

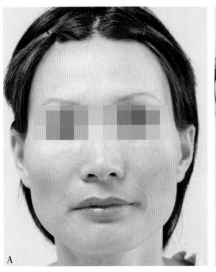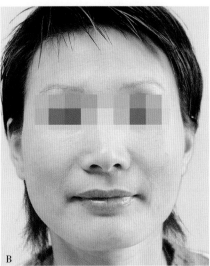

附图 15　颧骨降低术（柳大烈）

A. 术前　B. 术后